中医特色疗法治百病丛书

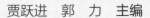

常见病熏洗保健康

贾跃进 郭 力 主编

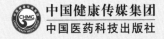

中国健康传媒集团

中国医药科技出版社

内容提要

本书首先介绍了熏洗疗法的基础知识，在此基础上，重点讲述中药熏洗疗法治疗内科、外科、妇科、儿科、皮肤科、五官科等各种常见病症的常用方法。每种熏洗方都包括药物组成、用法、功效主治等。其内容操作性、实用性强，适用于基层医务人员、医学院校师生学习使用，也可供中医爱好者及患者阅读参考。

图书在版编目（CIP）数据

常见病熏洗保健康 / 贾跃进，郭力主编. — 北京：中国医药科技出版社，2019.10

（中医特色疗法治百病丛书）

ISBN 978-7-5214-1253-6

Ⅰ.①常…　Ⅱ.①贾…②郭…　Ⅲ.①熏洗疗法　Ⅳ.① R244.9

中国版本图书馆 CIP 数据核字（2019）第 141984 号

美术编辑　陈君杞
版式设计　锋尚设计

出版　**中国健康传媒集团** | **中国医药科技出版社**
地址　北京市海淀区文慧园北路甲 22 号
邮编　100082
电话　发行：010-62227427　邮购：010-62236938
网址　www.cmstp.com
规格　710×1000mm　¹/₁₆
印张　16¹/₂
字数　257 千字
版次　2019 年 10 月第 1 版
印次　2019 年 10 月第 1 次印刷
印刷　三河市万龙印装有限公司
经销　全国各地新华书店
书号　ISBN 978-7-5214-1253-6
定价　58.00 元

获取新书信息、投稿、为图书纠错，请扫码联系我们。

版权所有　盗版必究

举报电话：010-62228771

本社图书如存在印装质量问题请与本社联系调换

**本书
编委会**

主　编　贾跃进　郭　力

编　委　李　东　于　涛　齐丽娜

　　　　孙丽娜　董　慧　李　瑞

　　　　王红微　何　影　张　楠

　　　　张黎黎　刘　静　刘艳君

前言

熏洗疗法，是利用药物煎汤趁热在皮肤或患处进行熏蒸、淋洗的治疗方法（通常先用药汤蒸汽熏，待药液温时再洗）。此疗法通过药力和热力，透过皮肤、黏膜作用于肌体，促使腠理疏通、脉络调和、气血流畅，从而达到预防和治疗疾病的目的。因其简、验、便、廉的特点，深受患者喜爱。

本书首先介绍了熏洗疗法的基础知识，让读者对熏洗有基本的了解和认识。在此基础上，重点讲述了中药熏洗疗法治疗内科、外科、妇科、儿科、皮肤科、五官科等各种常见病症的常用方法。每种熏洗方都包括药物组成、用法、功效主治等内容。

作者在编写本书过程中力求做到内容条理清晰、资料来源可靠。该书所述用药简单、方法易行，操作性、实用性强，适合基层医务人员、医学院校师生学习使用，也可供中医爱好者及患者阅读参考。

由于作者水平有限，书中难免有疏漏之处，恳请广大读者给予批评指正。

编者
2018年11月

目录

第一章 熏洗疗法的基础知识

第一节　熏洗疗法的操作方法…………………… 2

第二节　熏洗疗法的常用器具…………………… 5

第三节　药物熏洗操作方法规范………………… 7

第四节　熏洗疗法的操作规程…………………… 9

第二章 熏洗疗法的适应证及注意事项

第一节　熏洗疗法的特点………………………… 12

第二节　熏洗疗法的适应证与禁忌证…………… 13

第三节　熏洗疗法的优势与注意事项…………… 14

第三章 内科病症

第一节　感冒……………………………………… 18

第二节　支气管炎………………………………… 22

第三节　哮喘……………………………………… 26

第四节　头痛……………………………………… 29

第五节　失眠……………………………………… 36

第六节　冠心病…………………………………… 38

第七节　高血压…………………………………… 42

第八节　高脂血症………………………………… 45

第九节　糖尿病…………………………………… 47

第十节　慢性结肠炎……………………………… 51

第十一节　肠梗阻………………………………… 52

第十二节　便秘…………………………………… 54

第十三节　尿路感染……………………………… 57

第十四节　肾衰竭………………………………… 60

第四章 外科病症

第一节　痔疮…………………………………………… 64

第二节　疮疖…………………………………………… 70

第三节　疔疮…………………………………………… 72

第四节　痈疽…………………………………………… 73

第五节　冻疮…………………………………………… 76

第六节　黄水疮………………………………………… 78

第七节　肛裂…………………………………………… 80

第八节　痛风性关节炎………………………………… 83

第九节　肩关节周围炎………………………………… 85

第十节　股动脉硬化症………………………………… 87

第十一节　运动神经元病……………………………… 89

第十二节　足跟痛……………………………………… 90

第十三节　骨质增生症………………………………… 92

第十四节　软组织损伤………………………………… 97

第十五节　扭挫伤……………………………………… 100

第十六节　跌打损伤…………………………………… 103

第十七节　脱臼………………………………………… 106

第十八节　骨折………………………………………… 108

第十九节　腰痛………………………………………… 113

第五章 妇科病症

第一节　痛经…………………………………………… 117

第二节　月经不调……………………………………… 120

第三节　不孕症………………………………………… 122

第四节　产后缺乳……………………………………… 125

第五节　外阴炎………………………………………… 127

第六节　外阴瘙痒……………………………………… 130

第七节　滴虫性阴道炎………………………………… 134

第八节　非特异性阴道炎……………………………… 139

第九节　真菌性阴道炎………………………………… 141

第十节　老年性阴道炎………………………………… 145

第十一节　宫颈炎……………………………………… 148

第十二节　宫颈糜烂···151

第十三节　盆腔炎···153

第十四节　子宫脱垂···156

第十五节　急性乳腺炎···159

第六章
儿科病症

第一节　小儿感冒···163

第二节　小儿惊风···165

第三节　小儿腹泻···167

第四节　小儿水痘···171

第五节　新生儿黄疸···173

第六节　小儿夜啼···175

第七节　小儿麻疹···176

第八节　鹅口疮···180

第九节　痄腮···182

第十节　小儿口角流涎···184

第十一节　小儿积滞···185

第十二节　小儿疝气···187

第十三节　婴儿湿疹···189

第十四节　小儿脱肛···191

第七章
皮肤科
病症

第一节　皮肤瘙痒···197

第二节　荨麻疹···200

第三节　神经性皮炎···203

第四节　接触性皮炎···206

第五节　过敏性皮炎···208

第六节　银屑病···210

第七节　足癣···216

第八节　梅毒···219

第九节　淋病···221

第十节　尖锐湿疣···225

第八章
五官科
病症

第一节　睑腺炎……………………………………… 230

第二节　结膜炎……………………………………… 232

第三节　沙眼………………………………………… 234

第四节　角膜炎……………………………………… 236

第五节　慢性鼻炎…………………………………… 238

第六节　鼻窦炎……………………………………… 241

第七节　鼻疖………………………………………… 243

第八节　牙痛………………………………………… 244

第九节　口腔溃疡…………………………………… 246

第十节　咽炎………………………………………… 247

第十一节　扁桃体炎………………………………… 249

第十二节　化脓性中耳炎…………………………… 251

参考文献……………………………………………… 253

第一章

熏洗疗法的基础知识

- 熏洗疗法的操作方法
- 熏洗疗法的常用器具
- 药物熏洗操作方法规范
- 熏洗疗法的操作规程

第一节 熏洗疗法的操作方法

1．蒸汽浴法

又称中药蒸汽浴，是指利用药液加热蒸发的气体进行治疗的方法。本法所用药物多为祛风、解毒、散寒、补气、活血之品。治疗方式可分为全身蒸和局部蒸。根据需要，某些病症和部位熏蒸之后可进行浸洗，又叫做"蒸洗疗法"，这样可延长药物作用时间，提高疗效。

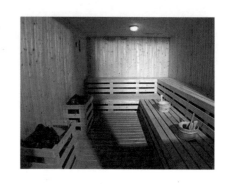

2．沐浴法

沐浴法是用药物汤来沐浴，以治疗疾病的方法，类似现代水疗法中的药浴法。本法借沐浴时水的湿热之力发挥药效，使周身腠理疏通、毛窍开放，起到发汗退热、温经散寒、祛风除湿、疏通经络、调和气血、消肿止痛、祛瘀生新等功效。

3．热敷法

热敷法指将加热的湿药包或具有一定温度的含有药物煎液的湿热布，敷于病变或特定部位，以治疗疾病的方法。

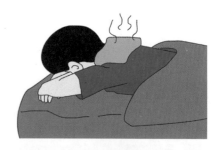

4．烟熏法

烟熏法是用药物燃烧生烟，熏于鼻、耳、口等孔窍，以治疗某些疾病的方法。起着疏通腠理、畅达气血、解毒止痛、消肿排脓等作用。适用于牙痛、牙关紧闭不开之实证或舌肿不收、已成脓的上腭肿痛以及大的血肿、面神经麻痹等。

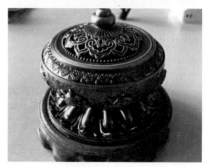

5．浸洗法

浸洗法是用药物煎汤浸洗患部，以达到治疗目的的方法，为浸法与洗法的结合。本法可使药液较长时间地作用于患部皮肤，直达病所。因为较长时间的浸泡，药物可通过皮毛、腧穴，由表入里，循经内传，以调节人体气血阴阳，扶正祛邪。除外伤科局部病症外，还可用于治疗内、妇、儿等科的一些全身性疾病。

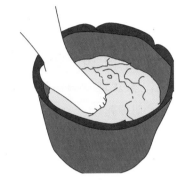

6．点眼法

点眼法是将药物制成水、散等剂型，将其点入眼内，以治疗疾病的一种方法，为眼科常用的外治法。主要用于外障眼病。

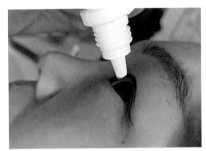

7．鼻嗅法

鼻嗅法是让患者用鼻嗅吸药气或药烟以治疗疾病的一种方法。主要适用于不便服药的婴幼儿以及一些难于服药的患者。可用于治疗头痛、呃逆、疟疾、不思饮食、乳初作痛、产后血晕等。

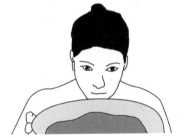

8．塞鼻法

塞鼻法是将药物研细，加赋形剂做成栓子，塞入鼻腔，以治疗疾病的方法。鼻是肺经之所属，清阳交合之处，又为一身血脉所经。鼻通过经络与五脏六腑紧密联系，药物通过经络，内传脏腑，发挥疗效。适用于鼻衄、鼻痔、鼻塞、喉痹、乳蛾、牙痛、急性结膜炎、乳痛、疟疾、哮喘、小儿天吊、血虚眩晕、头痛等。

9．中药催嚏开窍法

中药催嚏开窍法是将芳香辛窜之药末吹入患者鼻腔，刺激鼻腔黏膜导致喷嚏反射，从而达到通关开窍目的的方法。适用于闭证中之寒闭，如痰厥、气厥、中恶等的急救。

本法除禁用于脱证外，对高血压、脑血管意外、癫痫及颅脑外伤致昏厥者亦不宜用，有鼻衄史患者，也忌用本法。

10. 噙化法

噙化法，即含化，又叫做噙含，是将药物噙在口腔疾病处，通过口中含化用以治病的方法。通过口腔黏膜和舌下静脉直接吸收，起效迅速。此法还可用于救治冠心病、心绞痛、心肌梗死等。

11. 塞耳法

塞耳法是把药末塞入耳内以治疗疾病的一种方法。耳为肾窍，手太阳小肠经、足太阳膀胱经均循行于耳际，药物通过外耳道皮肤吸收，并循经入里，内达脏腑，发挥药理效应，以达到治病目的。适用于耳聋、耳鸣、鼻衄、疟疾等。

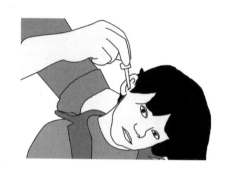

12. 坐药法

坐药法是将药物制成丸剂、锭剂、胶囊剂、片剂或用无菌纱布包裹药末、棉球蘸取药末、药膏，塞入阴道内，以治疗妇女白带、阴痒等病症的方法。还适用于闭经、痛经、宫冷等病症。

13. 药枕法

药枕法是把一定的药物装入布袋内作枕头以治疗疾病的方法。适用于高血压、头痛（偏头痛或血管痉挛性疼痛）、失眠（神经衰弱）、感冒、颈项强痛或腰、颈椎疼痛、咳嗽、长期低热不退、结膜炎等。

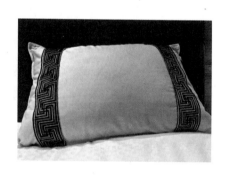

14. 肛肠灌滴法

肛肠灌滴法是把药液从肛门灌入或点滴入大肠，以治疗疾病的一种方法。特点是有利于保持药物性能和提高疗效，弥补了口服给药的不足，不仅有效成分不易被消化液破坏，还有利于肠黏膜的吸收，是一种良好的中医急救手段。

15. 坐热法

坐热法是把药物研末放入布包内，炒热布包，让患者坐在药包上，使肛门、会阴接触药包，以治疗疾病的方法。适用于下焦病症，如水肿、泻痢不止、小便不利、阴挺、脱肛、疝气偏坠以及骨蒸劳热等。

16. 穴敷法

穴敷法是借助药物涂敷穴位而治疗疾病的一种方法，又称为敷灸法、药物灸法。所用药大多为中药，近来亦有用西药者，一般多用单味药，如胡椒、马钱子、生附子、五倍子、天南星、生姜、半夏、葱白等，复方敷法有丁桂散、二甘散等，还有敷桃仁、川芎、山楂等多种方法。临床上，可根据病情需要，灵活选药，如法敷穴。

17. 敷贴法

敷贴法，又称外敷法，是将药物研为细末，并和各种不同的液体调制成糊状制剂，敷贴于一定的穴位或患部，以治疗疾病的方法。本法除能使药力直达病所发挥作用外，还可以使药性通过皮毛腠理由表入里、循经络传至脏腑，以调节脏腑气血阴阳，扶正祛邪，而治愈疾病。不仅善治局部病变，还可广泛用于治疗全身疾患。

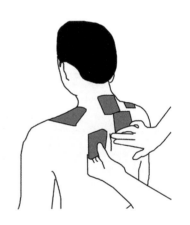

第二节 熏洗疗法的常用器具

1. 传统药物熏洗器具

熏洗方法操作简单，所用器具价廉易得，常用的传统药物熏洗器具有以下几种。

（1）浴盆　全身熏洗用。

（2）木桶　大木桶用于全身熏洗，小木桶用于四肢手足熏洗。

（3）坐浴盆　肛门及会阴部疾病坐浴熏洗用。

（4）小喷壶　淋洗患处用。

（5）面盆　作为头面部、手足部、四肢熏洗用，也可作坐浴盆用。

（6）洗眼杯　眼部疾病洗浴时用。

（7）电炉或火炉　煎煮药物用。

（8）砂锅或搪瓷锅　煎煮盛置药汤用，可用搪瓷脸盆代替。

（9）小木凳或带孔木架　熏洗时放置患肢用。

（10）布单、毛巾被或毯子　熏洗时，围着浴盆，不使药物蒸汽外泄。

（11）纱布、软布和毛巾　用于药汤浸渍、淋洗、热敷患部，或熏洗后擦干身体。

（12）消毒换药设备　消毒纱布、干棉球、碘酒、酒精、消毒镊子、换药碗以及常用的中药膏、散等，待伤口熏洗完毕后换药用。

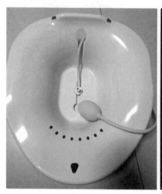

坐浴盆

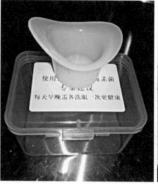

洗眼杯

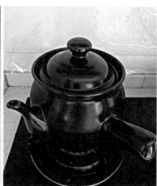

煎药炉

2．新型药物熏洗器具

近年来，新型医疗器械不断出现，并成功应用于医院与家庭的药物熏洗治疗，常见的药物熏洗器械有中药手足熏蒸仪、熏蒸床、熏蒸舱、眼部熏蒸仪、面部熏蒸仪等。

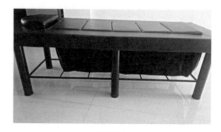

熏蒸床

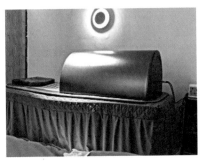
熏蒸舱

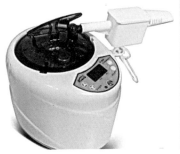
眼部熏蒸仪

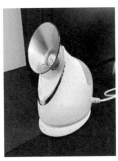
面部熏蒸仪

第三节　药物熏洗操作方法规范

1. 全身熏洗方法规范

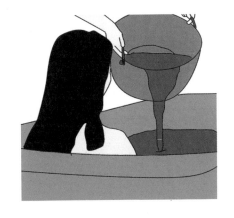

　　按病症配制处方，经煎煮后倒入容器（浴盆或浴池）中，外罩塑料薄膜或者布单，使入浴者头部外露，进行熏蒸，当药液不烫时，再淋洗、浸渍全身。熏洗次数及时间根据病情而定，一般为15～30分钟，最长不超过1小时。每日1～2次。注意温度要适中，不能过烫，以免烫伤。洗浴时要注意保暖，避免受寒、吹风，洗浴完毕应立即将皮肤擦干。冬秋之季，浴处宜暖而避风。饭前饭后30分钟内不宜熏洗，空腹、饱腹亦不洗浴。高热大汗、主动脉瘤、高血压、冠心病、心功能不全及有出血倾向等患者禁用。年老和心、肺、脑病患者，不宜单独洗浴，应有人助浴，且洗浴时间不宜过长。

2. 头面部熏洗方法规范

将药物煎液倒入清洁消毒的脸盆或洗浴盆中，外罩布单，趁热熏蒸面部，当药液温度适宜后沐发、洗头、洗面。通常每次30分钟，每日2次。注意熏洗时掌握好面部和盛药液器皿间的距离，使蒸汽热度适中，避免烫伤面部皮肤。熏洗时要注意躲避风寒，同时也应注意避免浴后受风。对面部急性炎症性皮肤病渗出明显者应慎用。

3. 眼部熏洗方法规范

将所选用药物煎煮滤清后，倒入保温瓶或者洗眼杯中，先熏后洗患眼。洗眼时可用消毒纱布和棉球浸水，不断淋洗眼部；也可用消毒洗眼杯盛药液满杯，先俯首，使眼杯与眼窝缘紧紧贴住，然后仰首，并频频瞬目，进行眼浴。每日2～3次，每次20～30分钟。注意药液温度不宜过高，防止烫伤。洗剂必须过滤，以免药渣进入眼内。一切器皿、纱布、棉球等必须消毒。眼部有新鲜出血及恶疮者忌用。

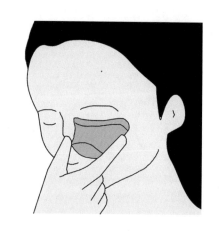

4. 四肢熏洗方法规范

将药物加水煎煮，去渣取药液倒入瓷盆或木桶内，外罩布单，封严患处手足与容器，趁热熏蒸，然后待药液温后浸洗手足，洗足时可用手摩擦双足的穴位。每日1～3次，每次15～30分钟。注意水温以50～60℃为宜，不能使用冷水。洗完或泡好后用毛巾擦干，避免受凉。按照患病部位的不同，决定药液量的多少，如洗足以药液浸没两足踝部为宜。

5. 坐浴熏洗方法规范

将所需药物煎汤后去渣取药液置盆中，先熏蒸，待药液温度适宜时浸洗阴部及肛门。每次15～30分钟，每日2～3次。注意药汤温度要适宜，不可太热，以免烫伤皮肤或黏膜；也不可太冷，以免影响疗效或产生不良刺激。通常以40～50℃为宜。对肛门脓肿已化脓者，则应先手术切开引流后，再用坐浴熏洗疗法。

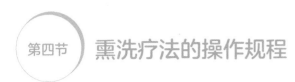

熏洗疗法的操作规程

1. 术前准备

（1）在熏洗前应先向患者说明药物熏洗疗法的优点、操作方法和注意事项，使患者对药物熏洗疗法有正确的认识，以便充分调动患者的积极性，密切配合医护人员，坚持治疗。

（2）熏洗前所用的器械、物品都应准备齐全。在冬季熏洗时，应注意保暖。将药物用纱布包扎好，放入砂锅或脸盆内，加水煮沸20～30分钟，或者煎好药汤后过滤去渣取液。药汤的多少应根据熏洗的部位而定，局部熏洗所用药汤量较少，全身熏洗药汤量就要多些。

（3）患者的两手和患部，在熏洗前应当先用温开水洗干净，然后进行熏洗。

（4）熏洗部位有伤口时，应做好换药的准备工作。

（5）洗浴前应嘱患者排出大小便。

2. 施术方法

（1）将煎好的药汤倒入木桶或浴盆内，先进行熏蒸，待药汤不烫人时，再浸洗患部。若熏洗伤口，应先将敷料取下，按换药方法擦净伤口，再进行熏洗。

（2）根据患者的病情和发病部位的不同，可采用浸渍、淋浴、淋洗、坐浴和热敷等不同方法进行熏洗。熏洗伤口时，浴盆和其他用具均须无菌，并注意保持无菌操作，不要用手接触敷料和伤口。

（3）熏洗完毕后，用毛巾擦干患部或全身，如为全身淋浴则应换穿干净衣服，盖被卧床休息30分钟。如有伤口，熏洗完毕后，应当用消毒纱布擦干患处，根据伤口情况进行换药。

3. 术后处理

药物熏洗后，清理用物，将浴盆、木桶以及纱布垫等药物熏洗用具洗净，擦干或晾干，放置整齐，以备下次使用。

4. 治疗间隔及疗程

药物熏洗疗法，通常每日2次，每次15～30分钟为宜；以15～30天为1个疗程。如进行全身熏洗时，每日可用2剂药煎汤洗浴，洗浴的时间可适当延长，以全身发汗，并有舒适感为度。

第二章

熏洗疗法的适应证及注意事项

- 熏洗疗法的特点
- 熏洗疗法的适应证与禁忌证
- 熏洗疗法的优势与注意事项

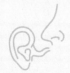

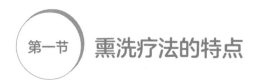

熏洗疗法的特点

1. 独特的给药途径

熏洗疗法药物的有效成分通过皮肤、黏膜以及经络等进入人体内发挥作用，避免了药物对胃肠道的刺激，也避免了消化酶的分解作用破坏药效，同时还减轻了肝脏和肾脏的负担，从而提高了药物的疗效。尤其适用于注射怕疼、服药怕苦或难于服药的患者，对于久病体虚、攻补难施的个体，也不失为一种难得的好方法。

2. 适用范围广泛

熏洗疗法在临床上的应用范围不断扩大，不仅对骨伤科、五官科、皮肤科、肛肠科、妇科疾病的治疗具有优势，而且对内科、儿科病症也有显著疗效，和内服法有殊途同归、异曲同工之妙。熏洗疗法不仅在治疗疾病方面应用广泛，它的美容美体作用更是备受人们青睐。同时，它还是保健强身、养生康复、防病治病的重要手段。

3. 疗效显著

熏洗疗法使药物能够通过皮肤直接吸收，或通过经络的输布、脏腑的调衡靶向定位，使药物直达病灶，迅速取得良好的效果，有内服药物所不能达到的医疗作用，尤其对外科及皮肤科疾病是一种速效快捷的方法。

4. 安全可靠

熏洗疗法属于中医外治法，在患处或体表进行熏蒸，利用药物蒸汽避免了对肝脏、肾脏等器官的损害，也减轻了药物的毒副作用。同时，熏洗用的药粉都由天然药物制成，不含具有刺激性的化学合成物质，所以一般不易发生毒副作用。

5. 易学易用

一般的医务工作者或普通老百姓，只要经过很短时间的学习，掌握常用药物和熏蒸方剂的治疗作用、应用范围和仪器操作方法之后，就可以进行临床治疗。

6. 中药熏洗治疗的好处

（1）强化机能　熏洗疗法能够刺激人体微循环系统，改善人体各种机能。

（2）活化细胞　熏洗疗法能够使全身细胞活跃，有效改善体质，增强免疫能力。

（3）消毒杀菌　药物蒸汽能够深入皮下组织，杀菌消毒，清除污垢，帮助去死皮，促进皮肤新生。

（4）净血排毒　熏洗疗法能够改善人体新陈代谢，促进血液循环，帮助排除体内废物及肝肾毒素。

（5）消除疲劳　治疗过程能够使全身放松，缓解压力，愉快心情，恢复活力。

（6）美容除斑　熏洗疗法能够调节内分泌，预防妇科病，消除色斑，使肌肤美白。

（7）减肥瘦身　熏洗疗法能够促进排汗，燃烧多余脂肪，使身形凹凸有致。

（8）改善睡眠　中药熏洗20分钟，相当于40分钟的剧烈运动，浴后能够进入深度睡眠，醒后倍感轻松。

（9）预防冻疮　熏洗疗法能够改善四肢微循环，缓解手脚冰凉症状，可预防、治疗冻伤。

 第二节　熏洗疗法的适应证与禁忌证

1. 适应证

（1）内科疾病　面神经麻痹、风湿性关节炎、肢端动脉痉挛症等。

（2）外科疾病　疖、痈、丹毒、急性蜂窝织炎、化脓性指头炎、急性淋巴管炎、血栓性脉管炎、龟头包皮炎、慢性溃疡病、软组织损伤、骨折、肛瘘、痔、肛门直肠周围脓肿、象皮腿、脱肛等。

（3）皮肤科疾病　脓疱疮、毛囊炎、手足癣、股癣、发癣、神经性皮炎、皮肤瘙痒、湿疹、寻常疣、牛皮癣、脂溢性皮炎、接触性皮炎等。

（4）妇科疾病　阴部瘙痒病、外阴阴道炎、滴虫性阴道炎、子宫脱垂等。

（5）眼科疾病　急性结膜炎、睑腺炎、睑缘炎、沙眼急性发作等。

2．禁忌证

（1）急性传染病、重症心脏病、动脉硬化症、高血压、肾病等，均忌用洗浴。

（2）妇女妊娠及月经期间，均不宜进行洗浴、坐浴或阴部熏洗。

（3）饱食、饥饿或过度疲劳时，均不宜洗浴。

第三节　熏洗疗法的优势与注意事项

1．优势

（1）患者乐于接受　本疗法通常只需用临床常用的一些中草药，加工制成所需剂型，通过熏、浴、洗、浸、渍等方法用药，药物直接接触皮肤，可达到防病治病的目的。既可避免打针怕痛、服药怕苦之弊，又为治疗疾病多一条给药途径，患者乐于接受。

（2）用药灵活，安全可靠　内服之药，用药稍有不慎易生他变。而本疗法系从体外施药，不良反应甚微，且可随时停用，因此比口服用药更为安全可靠，可以放心大胆用之。再者，此法容易掌握，一般中、轻病症，可根据病情索方，依法用之，每获良效；即使重症、急症，如一时虽不中病，停用则止，偏之也无大的不良反应，且用药十分灵活。

（3）药物不受胃肠pH或酶代谢作用破坏　药物外用，不经消化道吸收，能够避免各种消化酶和肝脏代谢功能的影响。本疗法治上不犯下，治下不犯上，治中则上下无犯，治适其所，中病即止；随病之进退，应变斡旋；且见病治病，不走迂途；虽代攻伐，脾胃无伤，生机无害。

（4）药简价廉　熏洗所需药物，一般多是临床习用的中草药，药源广，药价廉，有的还可就地采集，花很少的钱就可以治好病。

（5）适用范围广 本疗法不仅适用于外症，如疮疡肿毒、损伤以及皮肤病等，还可广泛用于内科、妇科、儿科以及五官科诸疾。适用范围十分广泛。

（6）见效快，疗效好 本疗法不仅适用范围广，而且疗效高，见效快。单用本疗法，一般用药1~3次，多可见效或痊愈。即使重症，只要坚持用药，也可取得良效。如果能配合内治之药，辨证治疗，则奏效尤捷。

（7）使用方便 熏洗疗法操作简便，便于应用。一般只要按病索方，按方配药，依法制用即可。一看便会，一讲就懂，医者可用以疗疾，病者亦可用以自疗。

（8）可补内治之不足 内外合治，相得益彰，可大大提高临床治疗效果。

2．注意事项

（1）选方用药要本内治之理。熏洗疗法用药，也要讲究辨证论治，要按照中医学的"八纲"辨证、"八法"选方用药的基本原则，随症选方用药，这样才可以取得较好的治疗效果。

（2）体外用药前，一定要按常规进行消毒。一般用50%乙醇，用消毒药棉蘸乙醇做局部消毒，可避免由于药物刺激产生的水疱或破损而发生的感染。同时，对所用的一切容器、纱布、器皿、棉花等必须消毒，方可使用。

（3）熏洗时一定要严格控制药液温度。温度要适中，过高易烫伤皮肤，过低则又影响疗效（通常以40~50℃为宜）。在熏疗时，药温过高，可等一会儿再熏，或提高距离，慢慢试之，以适度为宜。但切不可加冷水降温。待药液稍温（以不烫手或能耐受为度），再进行浴、洗、浸。

（4）洗浴时要注意保暖，避免受寒、吹风，洗浴完毕应立即拭干皮肤，防止浴后受风。冬秋之季，浴处宜暖而避风。熏洗用药完毕后，立刻将皮肤擦干，宜暂居密室15~30分钟，避免受风寒侵袭。

（5）饭前饭后30分钟内不宜熏洗。空腹洗浴易发生低血糖休克；饭后饱腹洗浴则影响食物消化吸收。

（6）对年老体弱或幼小儿童，不宜单独洗浴，需要有人助浴，且洗浴时间不宜过长。眼部熏洗用药，一定要先过滤，后熏洗，防止药渣进入眼内而发生意外。对病情较重急患者，熏洗时要有专人陪护，防止烫伤、着凉或发生意外伤亡。

（7）随时注意病情变化，有效则继续用药，病愈即止；逆反或无效，应随时更方疗之。使用本疗法治病，如果有效，要坚持用药，直至痊愈，切忌用用停停而影响疗效。

（8）临证选方用药，要根据具体情况而定。如头面部、腰骶部及某些敏感部位，不宜选用刺激性太强或腐蚀性的药物。小儿皮肤嫩薄，尤其不宜。孕妇对某些药物，如麝香等应忌用，以免造成流产等不良后果。方中如果有作用峻猛或有毒性的药物，应根据病情，严格控制用量、用法。未提及可内服者，一律禁止口服，并且避免溅入口、眼、鼻中。孕妇尤应注意。

（9）如果发现有皮肤过敏者，应立即更方或者停止熏洗治疗。有皮肤破损者应随病位病情选用适宜的用药方法。

（10）每剂药物可连用3～4次。第1次取出的药液，熏洗完毕之后可倒回煎药容器中，下次用时可适量添加清水，如法煎沸后再用。对已加工制备妥善之药，要妥善保存，避免污染变质。

（11）用药期间，要适当忌口。禁吸烟饮酒、忌食辛辣油炸等辛热之物和虾、鱼、鸡等发物，婴儿忌食牛奶、鱼肝油等食物。

（12）内治、外治可以单用，也可以并用。只要配用适当，常能相得益彰。一般情况单用外治多能获愈，但有的病症，尤其是急重病症，最好以外治治其标，配合内治以治其本，标本兼治，内外并调，则疗效尤佳。

第三章

内科病症

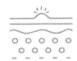

- 感冒
- 支气管炎
- 哮喘
- 头痛
- 失眠
- 冠心病
- 高血压
- 高脂血症
- 糖尿病
- 慢性结肠炎
- 肠梗阻
- 便秘
- 尿路感染
- 肾衰竭

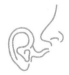

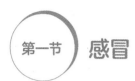

第一节 感冒

感冒是由病毒、混合感染或变态反应导致的上呼吸道卡他性疾病，临床表现为鼻塞、流涕、咳嗽、打喷嚏、咽部不适及畏寒、低热等局部和全身症状。总体上分为普通感冒与流行性感冒。普通感冒是由多种病毒引起的一种呼吸道常见病，其中30%～50%是由某种血清型的鼻病毒导致。流行性感冒是由流感病毒引起的急性呼吸道传染病。

临床表现

感冒起病较急，骤然发病，通常没有潜伏期或潜伏期极短。病程短，少者3～5天，多者7～8天。以肺卫症状为主症，如鼻塞、流涕、喷嚏、恶寒、咳嗽、发热、全身不适等。症状表现呈多样化，以鼻咽部痒、干燥以及不适为早期症状，继而打喷嚏、鼻塞、流涕或疲乏、全身不适等，轻则上犯肺窍，症状不重，易于痊愈；重则高热、咳嗽、胸痛。

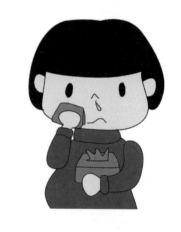

流行性感冒起病急，全身症状较重，高热，体温可达39～40℃，全身酸痛，待热退之后，咽痛、鼻塞流涕、干咳等肺系症状始为明显。重者高热不退，唇甲青紫，喘促气急，甚则咯血，部分患者出现神昏谵妄，小儿可发生惊厥。

熏洗法

（1）银翘洗剂

药物组成 大青叶30g，薄荷20g，檀香片20g，板蓝根15g，金银花15g，淡竹叶15g，连翘15g，黄芩15g，冰片3g。

用 法 先将金银花、连翘、黄芩、板蓝根、淡竹叶、大青叶加水约3L，煮沸10分钟后，再加入薄荷、檀香片同煎5分钟，滤出药汁另贮。再加水2.5L，煮沸10分钟后，去渣取汁。二煎药汁与头煎药汁合并混匀，兑入冰片溶解即可。每次用时，取药汁总量的1/2倒入浴盆中，加3L温水，洗浴全身。每次15分钟，以汗出为佳。洗后拭干，避风。

功效主治 辛凉解表，清热解毒。主治流行性感冒。

附 注 方中金银花、薄荷、连翘、淡竹叶辛凉散热解毒；黄芩、板蓝根、大青叶清热解毒利咽；檀香、冰片芳香开窍。本方配伍严谨，气味芳香，是解表泄热之良方。外洗时，应注意保暖，若汗湿衣被，应及时更换。

（2）感冒外用方

药物组成 防风9g，荆芥9g，薄荷6g，鲜葱白5g，鲜生姜5g。

用 法 取上药加清水2.5～3.5L，煎煮5～10分钟，去渣留汁。将药液倒入搪瓷面盆中，熏洗头面部，每次30分钟；或药温适宜，洗浴，周身洗透，尤其胸腹和颈背部要多洗几遍，每次15分钟。洗后用毛巾将水拭干，避风，覆被安卧，待其微汗即可。

功效主治 辛温解表，祛风散寒。主治伤风、风寒感冒。

附 注 荆芥、防风、薄荷等中药均含有挥发性的有效成分，能有效发挥发汗解表作用，并具有杀菌抗病毒的作用。

（3）生姜葱白方

药物组成 葱白30g，鲜生姜30g，浮萍15g，白酒少许。

用 法 上药共捣烂加水煎煮15分钟，加入白酒少许，备用。待药温适宜，洗浴（周身洗透，尤其胸腹部要多洗几遍），每次洗5～10分钟。洗后用柔软毛巾将水擦干，避风，覆被安卧，待其微汗出即可，每日洗1次。

功效主治 辛温发汗。主治伤风、风寒感冒（男女老幼皆宜）。

（4）发散风寒方

药物组成 薄荷15g，荆芥15g，防风12g，麻黄10g，生姜10g。

用　法 上药水煎2次，每次15分钟。取药液趁热熏洗全身，每次10～20分钟，每日2次，3日为1疗程。

功效主治 辛温解表，宣肺散寒。主治风寒感冒。

附　注 一般1疗程病愈，严重者可连用2个疗程。水煎时注意薄荷须后下。

（5）葱白二叶煎

药物组成 葱白90g，陈艾叶60g，紫苏叶60g。

用　法 上药加清水1.5L，煎煮，沸腾后再煮5～8分钟。趁热熏洗膝以下及双足，待周身微有汗出时，将腿足拭干，避风片刻。每日1次，每次20～30分钟。

功效主治 辛温解表。主治流行性感冒。

附　注 紫苏叶、葱白辛温解表，疏散风寒；陈艾叶温通经络，散寒止痛。三药相伍，辛温解表力量较强。

（6）疏风清热方

药物组成 桑叶15g，菊花15g，荆芥15g，芦根30g。

用　法 上药水煎2次，每次15分钟。取药液趁热熏洗全身，每次10～20分钟，每日2次。每日1剂，3日为1疗程或病愈停用。

功效主治 辛凉解表，祛风清热。主治风热感冒。

附　注 熏洗后嘱患者多饮开水，卧床盖被以助发汗祛邪。一般1疗程病愈，严重者可连用2疗程。

（7）荆防洗剂

药物组成 白芷12g，柴胡12g，前胡12g，荆芥9g，羌活9g，防风9g，独活9g，生姜9g。

　　用　　法　上药加水煎煮15分钟，取汤液2L，熏洗头面部，每日2次。

　　功效主治　辛温解表。主治风寒感冒。

（8）香薷羌活紫苏叶方

　　药物组成　香薷12g，厚朴12g，紫苏叶12g，藿香12g，羌活10g，淡豆豉10g。

　　用　　法　上药水煎2次，每次15分钟，取药液趁热熏洗全身，每次10～20分钟，每日2次，3日为1疗程。

　　功效主治　解表清暑，芳香化湿。主治暑湿感冒。

（9）紫苏鸡蛋方

　　药物组成　紫苏60g，鸡蛋2个。

　　用　　法　上药加水煎煮15分钟，鸡蛋吃下，取药液趁热洗泡双脚。

　　功效主治　散寒解表，宣肺止咳。主治感冒伴咳嗽，下肢作冷者。

（10）草乌紫苏方

　　药物组成　紫苏叶30g，白矾30g，木瓜30g，槟榔30g，防风30g，草乌10g。

　　用　　法　上药加水煎煮30分钟，取药液趁热浸洗双足，每日1次。

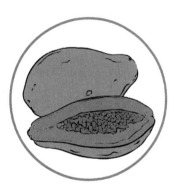

　　功效主治　散寒解表，除风止痛。主治风寒头痛。

（11）藿香佩兰鲜荷叶方

　　药物组成　鲜生姜10g，藿香5g，鲜荷叶5g，佩兰5g，鲜芦根5g，细辛5g。

　　用　　法　上药水煎2次，每次15分钟，合并两次煎煮的药液，趁热擦浴全身，每次10～20分钟，每日2次，3日为1疗程。

　　功效主治　发汗除湿。用于暑湿感冒、发热流涕等病症。

（12）麻黄桂枝荆芥方

　　药物组成　生葱白30g，羌活15g，荆芥15g，紫苏15g，麻黄10g，桂枝10g，生姜10g，花椒6g。

用　　法　用纱布包药物，加水1L左右，煎煮，沸腾后再煮5~8分钟。药液用于熏洗双手及头面部，先熏后洗，每日1次，每次20~30分钟。

功效主治　散寒解表。主治风寒感冒。

注意事项

（1）治疗期间，避风寒、调情志，避免风感外邪。

（2）加强体育锻炼，注意保暖，随季节增减衣服。

（3）患病期间注意休息，确保充足睡眠，少食油腻食物，多喝水。

（4）老年人要多吃禽蛋、瘦肉、鱼类、豆制品等富含蛋白质的食物，以及含膳食纤维、维生素较多的食品。

（5）室内应经常开窗，通风换气，并保持适宜的温度；经常进行户外耐寒锻炼。

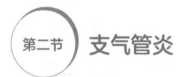

第二节　支气管炎

支气管炎是由于支气管受到细菌、病毒的感染，或物理、化学因素的刺激以及过敏等引起的炎症。临床分为急、慢性两类。本病属中医学"咳嗽""痰饮"范畴。

临床表现

1. 急性支气管炎

起病较急，常有急性上呼吸道感染症状，如流涕、鼻塞、咽痛或咽部不适、干咳等。2~3天后咳嗽加重，痰量增多，晨起或入睡、吸入冷空气时咳嗽加重，可伴恶心、呕吐及胸腹疼痛，偶有痰中带血。全身症状通常较轻，可有发热、乏力等，多在3~5天恢复正常，而咳嗽、咳痰恢复较慢，需2~3周才逐渐消失。肺部听诊可闻及呼吸音粗糙，可有散在干、湿啰音，咳嗽、咳痰后可减少或消失，偶闻哮鸣音。

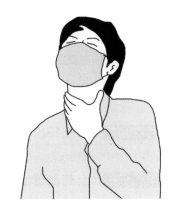

2．慢性支气管炎

起病隐匿，病程发展缓慢，主要表现为慢性咳嗽、咳痰伴或不伴喘息。反复、长期、逐渐加重的咳嗽为慢性支气管炎的突出表现，咳嗽程度视病情而定。多在气温骤变，寒冷季节时发生，早、晚咳嗽频繁，白昼减轻。痰液多为白色黏液痰或者白色泡沫痰，早晚痰多。早期可无异常体征或者仅有呼吸音粗糙，随病情发展肺部可闻及干、湿啰音，急性发作期干、湿啰音明显增多，咳嗽、咳痰后啰音可减少。喘息型慢性支气管炎可闻及哮鸣音。

熏洗法

（1）新加三拗汤

药物组成　苍术25g，苦杏仁25g，半夏25g，麻黄25g，甘草9g。一方加鸡蛋（连壳）1枚。

用　　法　上药2剂，一剂为本方，加清水1.5L，煎煮沸5分钟之后，取药汁倒入有嘴壶中，盖住壶口、封严，把壶嘴对准患者口鼻熏之，吸之，反复用5分钟。再加热至沸，如同上法，把壶嘴对着患者胸背部熏洗15分钟，洗后拭干。同时用加蛋方，将药放入砂锅内，加清水适量，水超出药面1cm入鸡蛋，以文火煎沸15分钟。待药性渗入蛋内后取出鸡蛋，趁热取鸡蛋滚熨患者背部的心俞、肺俞以及足底涌泉穴，均取双侧穴。蛋凉再入药液中煮之再熨，如此反复滚熨10～15分钟。每日各1剂，日熨洗2次。

> **功效主治** 疏风散寒，宣肺止咳。主治风寒、痰湿咳嗽（急、慢性支气管炎）。

（2）止咳散

> **药物组成** 桔梗18g，紫菀18g，白前18g，百部18g，荆芥9g，陈皮9g，甘草6g。

> **用　　法** 上药加清水1～1.5L煮沸，取药液倒入有嘴壶中，盖住壶口。用时采用蒸汽吸入法，趁热将壶嘴对准患者口鼻熏蒸，并使患者重吸之。凉后加热，反复重吸。每日1剂，早、晚各1次，至愈为度。

> **功效主治** 化痰止咳。适用于新久咳嗽，咯痰不爽者（急、慢性支气管炎）。

> **附　　注** 若风寒偏甚加防风、紫苏叶各9g，生姜3片；暑热伤肺，里热甚者加黄芩15g，栀子、天花粉各9g。

（3）半夏苍术麻黄汤

> **药物组成** 苍术25g，半夏25g，麻黄25g。

> **用　　法** 上药水煎15分钟，取药液趁热熏洗胸背部，每次10～15分钟，每日2次，每日1剂。

> **功效主治** 散邪、降逆止咳。主治咳嗽。

> **附　　注** 一般用3～5天后即可痊愈或显效。若同时取上方加鸡蛋（连壳）1个煮沸，待药性渗入蛋内后，取出鸡蛋趁热滚熨背部的心俞、肺俞及足底涌泉穴，效果尤佳。

（4）二叶杏子方

> **药物组成** 枇杷叶30g，苦杏仁30g，紫苏叶30g。

> **用　　法** 以上诸药水煎2次，每次15分钟，合并两次煎煮药液，擦浴全身，每次10分钟。每日2次，每日换药1剂。

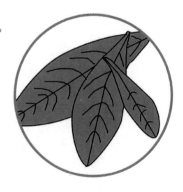

> **功效主治** 外感咳嗽。

（5）鱼腥草方

药物组成 鱼腥草100g。

用 法 将鱼腥草放入锅内，加水煮沸。取药液进行全身熏蒸，每次熏蒸30分钟，每日2次。

功效主治 清热解毒，排脓消痈。适用于各种类型咳嗽，尤以外感咳嗽为佳。

（6）鱼腥草细辛麻黄方

药物组成 鱼腥草150g，细辛50g，麻黄50g。

用 法 将上药用纱布包扎好，放入适量水中浸泡一段时间，煎煮15分钟，取药液放入浴盆内。浸泡全身，每次1~2小时，每月1~2次。

功效主治 慢性支气管炎引起的咳嗽。

（7）柴胡止咳泡足方

药物组成 前胡10g，柴胡12g，苦杏仁15g，枇杷叶25g，白芥子12g，百部20g，黄芩15g，陈皮12g。

用 法 上药煎煮两次，每次加水2L，煎取药汁1L，把两次药汁放在盆内，浸泡双足，药液一般以淹过足面为度，温度以能耐受为宜，如果药液冷却，可放置火上加热，继续使用。每次浸泡30~40分钟，每日2~3次，10天为1疗程。

功效主治 宣肺清热，化痰止咳。

（8）三仁胡椒汤

药物组成 桃仁10粒，胡椒7粒，苦杏仁4粒，栀子仁10g。

用 法 将上药加水煎煮30分钟，取汁1.5L。当水温降到50℃左右时，将双足放入药汁中浸泡，每次30分钟，每日3次。

功效主治 本方用于久咳兼见痰多、喘息者。老年人慢性支气管炎痰多者，早期疗效佳。

（9）艾叶方

药物组成 艾叶50g。

用 法 将艾叶洗净后放入开水中煎服20分钟，去渣。将汤液倒入足浴盆里，先熏双足15分钟，水温降低后，双足浸泡其中30分钟，每晚浸泡1次，连续7天。

功效主治 止咳、平喘、祛痰。适用于咳嗽。

注意事项

（1）饮食宜清淡。应以新鲜蔬菜为主，适当吃豆制品，荤菜量应当减少，可食少量瘦肉或禽、蛋类食品。食物宜以蒸煮为主。水果可以吃苹果、梨、柑橘等，量不必多。戒烟，戒酒。

（2）咳嗽患者，衣食起居要顺应气候，谨防受寒。

（3）加强体育锻炼，增强体质，提高身体免疫力。适当进行体育锻炼并尽量选择不太剧烈的运动项目，改善呼吸系统的功能，增强对寒冷和疾病的抵抗力。

（4）宜多喝水。除满足身体对水分的需要外，充足的水分可以帮助稀释痰液，使痰易于咳出，并可增加尿量，促进有害物质的排泄。

（5）咳嗽时不宜吃冷饮或冷冻饮料，从冰箱里取出的牛奶最好加热后再喝。更不宜喝碳酸饮料，以免诱发咳嗽。酸食常敛痰，使痰不易咳出，以致加重病情，使咳嗽难愈。

（6）休息可减轻病情，咳嗽患者要注重休息。在气候变化时，特别要注意胸腹部保暖，防止受凉。

（7）避免吸入有害气体、尘埃。

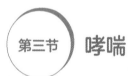

第三节 哮喘

哮喘是一种由多种细胞特别是肥大细胞、嗜酸性粒细胞以及T淋巴细胞参与的慢性气道炎症。在易感者中此种炎症可引起反复发作的喘息、胸闷、气促和咳嗽等症状，多在夜间或凌晨发生。

临床表现

1. 症状

为发作性伴有哮鸣音的呼气性呼吸困难或者发作性咳嗽和胸闷。严重者被迫端坐呼吸，干咳或咳大量白色泡沫痰，甚至出现发绀等，有时咳嗽可以为唯一的症状（咳嗽变异性哮喘）。哮喘症状可在数分钟内发作，经数小时至数天，用支气管舒张药或自行缓解。某些患者在缓解数小时后可再次发作。在夜间和凌晨发作及加重是哮喘的特征之一。

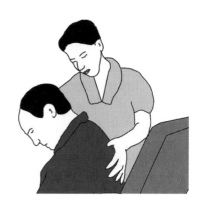

2. 体征

发作时可出现广泛的哮鸣音，呼气音延长。奇脉、心率增快、胸腹反常运动和发绀常出现在严重哮喘患者中。非发作期体检可没有异常。

熏洗法

（1）清热通窍方

药物组成　生石膏60g，白芍24g，苍耳子20g，黄芪20g，夏枯草20g，麻黄15g，杏仁20g，甘草6g，辛夷15g。

用　　法　将上药加水浓煎，取汁500ml。待药汁温后擦洗后背，每次15分钟，每日3次。

功效主治　哮喘实证、热证。

（2）香草二子地龙方

药物组成　鱼腥草60g，地龙30g，紫苏子30g，五味子20g，沉香10g（后下），鸡蛋2个。

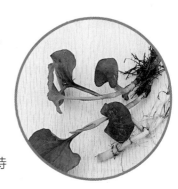

用　　法　上药同蛋共煮30分钟，去渣，食蛋，待

温以汤浸洗双足，每晚1次，10次为1个疗程。

功效主治　作为各型哮喘的辅助治疗。

（3）凤仙擦浴方

药物组成　鲜白凤仙花1大株。

用　法　将凤仙花连根、茎、叶及果实全部捣烂榨汁，将药汁倒入砂锅内煎熬，待温，以棉球蘸汁揉擦患者背部（从第一胸椎到第十二胸椎），先正中，后左右旁开各5cm处，频频擦之，以擦至皮肤微红为度，每隔2日擦1次。

功效主治　支气管哮喘。

（4）加减定喘方

药物组成　冬瓜仁30g，鱼腥草30g，生石膏30g，瓜蒌30g，苇茎30g，海浮石30g，黄芩12g，杏仁10g，紫苏子10g，白果10g，法半夏10g，桑白皮10g，浙贝母10g，炙麻黄8g。

用　法　将上药放入有嘴壶中，加水煮沸，患者由壶嘴吸入蒸汽雾。每日2~4次，每次15~20分钟。1日1剂，10日为1疗程。

功效主治　热哮症。本法发作期多用，对不愿服药或服药易吐者亦宜。

附　注　雾吸时，可先在患者口鼻周围涂以凡士林，以防熏烫伤。

（5）小青龙方

药物组成　白芍24g，麻黄20g，半夏20g，五味子15g，桂枝6g，甘草6g，细辛6g，生姜4片。

用　法　将上药加水浓煎，取汁500ml。待药汁温后擦洗后背，每次15分钟，每日3次。

功效主治　哮喘实证、寒证。

（6）加味射干麻黄方

药物组成　射干12g，五味子10g，橘红10g，紫苏子10g，紫菀10g，法半夏10g，款冬花10g，苦杏仁10g，炙麻黄8g，细辛6g，生姜5片，炙甘草6g。

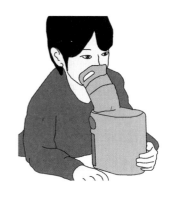

用　　法　将上药放入有嘴壶中，加水煮沸，患者由壶嘴吸入蒸汽雾。每日2～4次，每次15～20分钟。1日1剂，10日为1疗程。

功效主治　冷哮证。本法发作期多用，对不愿服药或服药易吐者亦宜。

附　　注　雾吸时，可以先在患者口鼻周围涂以凡士林，以防熏烫伤。

注意事项

（1）寒喘者不宜吃生梨、芹菜、荸荠等寒冷之品。热喘者不宜食羊肉、鹅肉、辣椒、胡椒、姜、八角、桂皮、茴香等辛辣燥热食物。戒烟酒，断绝痰热之源。

（2）注意保护自己的呼吸道（鼻、气管、咽喉），避免感染、感冒和受凉。

（3）根据患者身体状态，应做适当运动，以增强体质。

（4）冬天应注意防寒，治疗期间如感染风寒则效果差，疗程会延长。

（5）对过敏引起的哮喘，应避免与过敏原接触。

（6）发作严重或哮喘持续状态，应配合药物治疗。

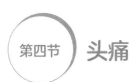

第四节　头痛

头部疼痛，包括头的前、后、偏侧部疼痛和整个头部疼痛。头痛是临床上常见的症状之一，通常是指局限于头颅上半部，包括眉弓、耳轮上缘以及枕外隆突连线以上部位的疼痛。按国际头痛学会的分类，其功能性头痛分类有偏头痛、紧张性头痛、丛集性头痛和慢性阵发性半边头痛、非器质性病变头痛、血管疾病性头痛、头颅外伤引起的头痛、血管性颅内疾病引起的头痛、其他物品的应用和机械引起的头痛、代谢性疾病引起的头痛、非颅脑感染引起的头痛以及颅、颈、眼、耳、鼻、鼻旁窦、牙齿、口腔、颜面或头颅其他结构疾患引起的头痛或面部痛、颅神经痛、神经干痛、传入性头痛及颈源性头痛等。

临床表现

头痛程度有轻有重，疼痛时间有长有短。疼痛形式多样，常见有闷痛、胀痛、撕裂样痛、电击样疼痛、针刺样痛，部分伴有血管搏动感及头部紧箍感，以及头晕、恶心、呕吐等症状。继发性头痛还可能会伴有其他系统性疾病症状或体征，如感染性疾病常伴有发热、血管病变常伴偏瘫、失语等神经功能缺损症状等。

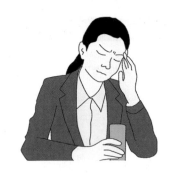

熏洗法

（1）桑菊祛风汤

药物组成	独活60g，天麻60g，冬桑叶30g，薄荷30g，黄菊花15g，栀子10g。
用　法	上药加清水3L，煎煮沸后5～10分钟，取药液倒入搪瓷盆中，待温（以不烫手为度），用毛巾蘸水洗头，反复擦洗头部，每次洗15～30分钟。每日1剂，早、晚各1次。
功效主治	祛风、泄热、止痛。主治风热头痛。

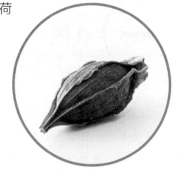

（2）白芷菊花汤

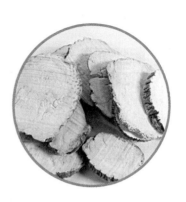

> **药物组成**　白芷10g，菊花15g，川芎40g，芥子10g，细辛3g，石膏50g，全蝎10g。

> **用　　法**　煎汤，熏洗双手。每次20分钟，每日2～3次。

> **功效主治**　疏风，清热，镇痛。适用于外感头痛。

（3）头痛熏蒸方

> **药物组成**　僵蚕20～30只，晚蚕沙30g，川芎15g，香白芷15g。

> **用　　法**　将上药加水1L，煎至600ml，去渣。用厚纸将砂锅口封住，再视疼痛部位大小，在盖纸中心开一孔，让患者将痛处对准纸孔；若全头痛者，头部对准砂锅口（双目紧闭或用毛巾包住），再用一大毛巾罩住头部，以热气熏蒸，每次熏10～15分钟，待温度适宜后，用药液洗痛处。每日2次。

> **功效主治**　祛风散寒，通络止痛。主治风热头痛及其他各种头痛。

（4）川乌草乌细辛方

> **药物组成**　白僵蚕（僵蚕）30g，制川乌30g，制草乌20g，细辛15g，白酒30ml。

> **用　　法**　将上4药入锅中，加水适量，煎20分钟，去渣取汁，加入白酒，倒入盆中。先熏蒸，待药温降至40℃左右时，再浸泡双足40分钟，每日2次，4日为1个疗程。

> **功效主治**　疏风，散寒，止痛。适用于风寒头痛。

（5）白菊茶叶方

> **药物组成**　艾叶、白菊花、苍耳子、黑豆、茶叶各50g。

> **用　　法**　将上述药味加水2.5L，煎30分钟。趁热熏头痛部位30分钟，如蒸汽减少可再加热，1日2次。熏后立即盖被出汗，以头部出汗为佳。3～5天为1疗程。

> **功效主治**　各种头疼。

（6）桂枝二桑汤

药物组成 桂枝10g，桑叶15g，桑枝30g。

用 法 将上3药入锅中，加水适量，先浸泡5～10分钟，再煎煮30分钟，去渣取汁，倒入盆中，先熏蒸，待药温降至40℃左右时，再浸泡双足30分钟。每日2次，连用3～5日。

功效主治 清热平肝，活血通脉。适用于肝阳上亢所致头痛。

（7）荆芥佛手散

药物组成 当归60g，川芎30g，荆芥穗120g。

用 法 将上药加水煎煮20分钟，取药液待温度约50℃时，熏洗头、面部10分钟，每日2次。

功效主治 和血止痛。适用于血虚头痛。

（8）加味补血汤

药物组成 荆芥60g，当归30g，川芎30g，白芷10g，细辛10g。

用 法 将上药加清水3L，煎煮沸5分钟后，熏蒸头面部，待药温适度时，取汁倒入脸盆内，再擦洗头部。每日1剂，每日熏洗2～3次。

功效主治 活血通络，祛风止痛。适用于血虚兼外感头痛。

（9）天麻川芎散方

药物组成 白芷4.5g，防风4.5g，天麻4.5g，桑叶3g，羌活3g，薄荷2.4g，金银花3g，川芎1.2g。

用 法 上药加水煎煮20分钟，取药液待温度约50℃时，熏洗头部10分钟，每日2次。

功效主治 外感风寒，头痛鼻塞。

（10）川芎茶调方

药物组成 防风30g，川芎30g，羌活30g，薄荷20g，白芷20g，细辛15g，绿茶5g。

用 法 将上述7味药入锅中，加水适量，煎煮20分钟，去渣取汁，与3L开水同入足浴桶中，先熏蒸，待药温降至40℃左右时，泡洗双足。每日1次，每次40分钟，4日为1个疗程。

功效主治 疏风，散寒，止痛。适用于风寒头痛。

（11）菊花苦麻方

药物组成 桑叶30g，黄菊花（金沸草）15g，栀子9g，天麻6g，独活6g，秦艽4.5g。

用 法 将上药加水煎煮20分钟，取药液待温度能耐受时，洗头10分钟，每日2次。

功效主治 清热祛风，平肝止痛。适用于头风热痛。

（12）川芎白芷方

药物组成 首乌藤100g，当归60g，川芎30g，白芷20g。

用 法 将以上4味药入锅中，加水适量，煎煮20分钟，去渣取汁，和3L开水同入足浴桶中，先熏蒸，待药温降至40℃左右时，泡洗双足。每日1次，每次40分钟，4日为1个疗程。

功效主治 益气养血，通络止痛。适用于气血不足型头痛。

（13）加减升陷汤

药物组成 黄芪15g，当归10g，人参10g，白术10g，羌活9g，橘皮6g，甘草5g，升麻3g，柴胡3g，防风9g。

用 法 上药加水煎煮20分钟，取药液待温度约50℃时，熏洗头部，每日1次。

功效主治 气虚头痛。

（14）连翘四物汤

药物组成 白芍20g，熟地黄15g，当归15g，连翘9g。

用 法 上药加清水500ml，煎煮沸5分钟后，取药汁倒入有嘴壶中，把壶嘴对准患者口鼻熏之，吸之，每日2~4次，每次15~20分钟。

功效主治 血虚头痛。

（15）枸杞叶菊花方

药物组成　枸杞叶150g，菊花30g，钩藤25g，天麻25g。

用　　法　将上药入锅加水适量，煎煮20分钟，去渣取汁，和3L开水同入洗脚盆中，先熏蒸后泡洗双足，每晚熏泡1次，每次30分钟。5日为1个疗程。

功效主治　滋养肝肾，平肝止痛。适用于阴虚阳亢型头痛。

（16）头痛方

药物组成　生南星20g，生半夏20g，生草乌20g，生川乌20g，北细辛10g，透骨草30g，冰片10g。

用　　法　上药用75%乙醇500ml，浸泡10天后方可取用。头痛时用棉球蘸药酒揉擦太阳穴或头痛部位，随时可用。

功效主治　本方有明显的止痛作用。透骨草以鲜者疗效更佳。

（17）头痛淋洗方（一）

药物组成　石膏（捣碎）300g，淡豆豉300g，栀子仁90g，野菊花90g，淡竹叶30g，葱白14根。

用　　法　上药以水6碗，煮取3碗，去渣，放入有嘴瓶中，药液温度适宜时，淋注头顶上。

功效主治　头痛不可忍。

（18）头痛淋洗方（二）

药物组成　白芷6g，薄荷6g，防风6g，天麻6g，藁本6g，野菊花6g，紫苏叶3g。

用　　法　上药以水6碗，煮取3碗，去渣，放入有嘴瓶中，药液温度适宜时，淋注头顶上。

功效主治　头痛头晕。

（19）外伤头痛熏洗方

药物组成　川芎12g，苍耳子12g，防风10g，皂角刺10g，地黄10g，赤芍

10g，细辛3g，白芷10g，辛夷6g，阿魏9g，红花6g，夏枯草10g，鲜葱白20g。

用　法 上述药物用水洗干净，加入3.5L温水浸泡2小时，煎取药液3L，煎时即以热气熏洗头部，药液温度适宜时浸泡头部，其疼痛较重部位应用手反复揉按搓洗，药液变凉后再温熏洗，每日3次，每次约1小时。每剂可连用三日。熏洗时应将头发剪短，勿使药液温度过高，以免烫伤皮肤。

功效主治 用于外伤头痛。

注意事项

（1）平时应避免或减少日晒，头痛发作时宜进入安静而避光的环境，并卧床休息；要注意劳逸结合，防止过度疲劳和精神紧张，女性在月经期尤其要注意休息；应注意气候变化，防止感冒。

（2）头痛的发生多与情绪有关，故患者应放松心情，消除紧张情绪，保持心情愉快，少忧虑，不动怒，乐观豁达。

（3）饮食要节制，忌过饱过饥，应清淡饮食，多食蔬菜、水果，忌烟、酒、咖啡、巧克力、辛辣等热性、兴奋性食品。

（4）适当地参加体育锻炼，如太极拳、慢跑等，有助于增强体质，减轻头痛的发生和发展，但切勿过度疲劳。

（5）对一些病因明确的疾病导致的头痛，应先控制病情以缓解疼痛。突然出现剧痛，兼有手足冰冷、呕吐，常常是脑血管意外的先兆表现，应立即去医院就诊检查。

（6）遇高血压头痛者，伴有肢体麻木，舌根发硬，应预防脑血管意外的发生，治疗时不宜强刺激。

（7）经常头痛且伴有眩晕者，尤其有急性发作、剧烈呕吐，应先排除高血压危象，再结合中西药物进行必要的治疗。

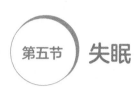

第五节 失眠

失眠是指无法入睡或无法保持睡眠状态，导致睡眠不足的疾病，又称入睡和维持睡眠障碍。按严重程度分轻度、中度、重度，临床症状表现突出。按周期分为短暂性、短期性、长期性（又称慢性失眠），慢性失眠又分为原发性与继发性。西医一般用安定类药物治疗，但对药物依赖性强。运用中药熏蒸疗法，效果较好。

临床表现

患者以睡眠障碍为主要症状，可分为初段失眠（入睡困难）、中段失眠（睡眠浅、易醒）、末段失眠（早醒），也可有多梦、睡眠感缺乏。有些患者仅是主观失眠，睡眠以后仍称不能入睡，常有身体和精神的疲劳感。常伴有抑郁、焦虑、易激惹，以及对睡眠的恐惧等情绪反应。

熏洗法

（1）磁石熨

药物组成 磁石20g，茯神15g，五味子10g，刺五加20g。

用　　法 先煎煮磁石30分钟，然后加入其余药物再煎30分钟，去渣取汁，用药擦洗前额及太阳穴，每晚1次，每次20分钟。

功效主治 各种原因所致的失眠。

（2）败酱草松针方

药物组成 败酱草100g，松针150g。

用　　法 将上药入锅中，加水适量，煎煮20分钟，去渣取汁，与3L开水同入足浴桶中，先熏蒸，待药温降至40℃左右时，泡洗双足，每次40分钟，15日为1个疗程。

功效主治　镇静安神。适用于各种类型的失眠。

（3）柴胡黄芩方

药物组成　柴胡、黄芩、栀子、泽泻、龙胆草、牡丹皮、当归、车前子各10g，木通3g，炙甘草6g，生地黄15g，酸枣仁15g，龙齿30g，磁石30g。

用　　法　将上述诸药择净，放入药罐中，清水浸泡20分钟，加入水1.5L煎汤，煮沸20分钟后去渣取汁，倒入足浴盆中加入适量热水，待温度适宜后洗泡双足。每次30分钟，每日1次，每次1剂，连续3～5日为1个疗程。

功效主治　疏肝泄热，清心安神。适用于肝郁化火所致的失眠。

注意事项

（1）养成良好的生活习惯，戒烟酒，作息规律，适当加强体育锻炼，劳逸结合，辅以精神治疗。

（2）本病与精神因素关系很大，故当消除思想顾虑，重视心理调节。

（3）睡前到户外散一会儿步，放松一下精神，上床前沐浴，或者用热水泡足20～40分钟，清除环境噪声干扰，然后就寝。睡前也可聆听平淡而有节律的音乐，引导入睡。

（4）注意饮食调理，避免进食咖啡、浓茶、烟酒及辛辣刺激的食物。因疲劳引起的失眠，可以食用苹果、香蕉、橘、橙、梨等水果。

（5）限制白天睡眠时间，除老年人白天可以适当午睡或打盹片刻外，应当避免午睡或打盹，否则会减少晚上的睡意及睡眠时间。

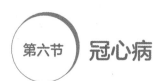

冠心病

冠心病是一种由冠状动脉器质性（动脉粥样硬化或动力性血管痉挛）狭窄或阻塞导致的心肌缺血、缺氧或心肌坏死的心脏病，也叫做缺血性心脏病。冠心病在我国发病率很高，主要以中老年人为主。高血脂、高血压、内分泌疾病或生气、劳累、失眠、紧张、过饥过饱、气候变化等，均可诱发本病。

临床表现

1. 气滞血瘀型

心胸窒息而痛，神情抑郁或郁怒。偏气滞者，胸胁窜痛，牵引肩背；偏血瘀者，心胸刺痛，夜晚为甚，心悸不宁。舌黯，见瘀点或瘀斑，脉弦或涩。

2. 寒凝心脉型

心痛彻背，每因受寒诱发，伴胸闷，心悸气短，畏寒肢冷。苔白，舌黯淡，脉弦紧。

3. 痰浊壅塞型

胸闷痛，气短，身重，形体肥胖，肢倦，乏力，欲寐。舌苔浊腻，脉滑。

4. 气阴两虚型

胸闷隐痛，心悸、气短，或伴头晕乏力，口咽干燥，盗汗或自汗。舌红，或边有齿痕，苔薄或少，脉细或结代。

5. 脾肾阳虚型

胸闷胸痛，神疲腰酸，气短形寒，小便清长，或心悸肢肿；重则胸痛彻背，神昏喘促，冷汗肢厥。舌淡，苔白，脉沉无力或脉微欲绝。

熏洗法

（1）薤白丹参方

药物组成 薤白60g，丹参30g，川芎15g。

用 法 将上述3味药同入锅中，加水适量，煎煮30分钟，去渣取汁，与3L开水同入足浴桶中。先熏蒸，后足浴。每次30分钟，每晚1次，10日为1个疗程。

功效主治 温通心阳，活血化瘀。适用于心阳不足型心脏病。

（2）薤白桂枝方

药物组成 薤白30g，陈皮、桂枝、枳壳、川芎、赤芍、红花、当归各10g，檀香6g。

用 法 将上述药材加清水适量，煎煮30分钟，去渣取汁，与2L开水一起倒入盆中，先熏蒸心前区，待温度适宜时泡洗双足，每日1次（秋、冬季每日2次），每次熏泡40分钟，10日为1个疗程。

功效主治 宽胸理气，活血通脉。适用于冠心病。

（3）薤白瓜蒌方

药物组成 丹参、薤白、瓜蒌、半夏各30g，没药、白胡椒、细辛、乳香、冰片各9g。

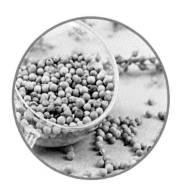

用 法 将上述药材加清水1.5L，煎沸10分钟后，将药液倒入足浴盆内，先对准心前区熏蒸，待温浸泡双足30分钟。每日2～3次，10日为1个疗程。

功效主治 通阳散结，行气祛痰。适用于冠心病。

（4）三根方

药物组成 老茶树根100g，榆树根80g，茜草根（茜草）60g。

用 法 将上述3味药同入锅中，加水适量，煎煮30分钟，去渣取汁，与3L

开水同入足浴桶中。先熏蒸，后足浴。每次30分钟，每晚1次，10日为1个疗程。

功效主治 活血化瘀，宽胸散结。适用于心脉瘀阻型心脏病。

（5）莱菔子海藻方

药物组成 海藻60g，莱菔子（萝卜子）50g，半夏40g。

用　法 将上述3味药同入锅中，加水适量，煎煮30分钟，去渣取汁，与3L开水同入足浴桶中。先熏蒸，后足浴。每次30分钟，每晚1次，10日为1个疗程。

功效主治 化痰泄浊，活血化瘀。适用于痰瘀中阻所致的心脏病。

（6）苦参甘草方

药物组成 苦参45g，炙甘草15g。

用　法 将上述药材加清水适量，浸泡20分钟，煎数沸，取药液与1.5L开水同入足浴盆中，趁热熏蒸心前区，待温度适宜时泡洗双足。每日2次，每次40分钟，15日为1个疗程。

功效主治 益气滋阴，通阳复脉。适用于冠心病心律不齐（期前收缩）。

（7）菖蒲山楂方

药物组成 菖蒲（石菖蒲）60g，生山楂50g，桃仁40g。

用　法 将以上3味药同入锅中，加水适量，煎煮30分钟，去渣取汁，与3L开水同入足浴桶中。先熏蒸，后足浴。每次30分钟，每晚1次，10日为1个疗程。

功效主治 化痰泄浊，活血化瘀。适用于痰瘀中阻所致的心脏病。

（8）人参叶桂枝方

药物组成 桂枝30g，人参叶20g，制附子20g。

用　法 将上述3味药同入锅中，加水适量，煎煮30分钟，去渣取汁，与3L开水同入足浴桶中。先熏蒸，后足浴。每次30分钟，每晚1次，10日为1个疗程。

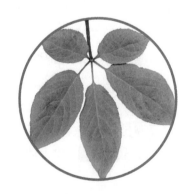

功效主治　温通心阳，活血化瘀。适用于心阳不足型心脏病。

（9）当归玄参方

药物组成　玄参、当归、金银花、丹参、甘草各30g。

用　法　将上药加清水适量，煎煮30分钟，去渣取汁，和2L开水一起倒入盆中，先熏蒸心前区，待温度适宜时泡洗双足，每日早、晚各1次，每次熏泡40分钟，10日为1个疗程。

功效主治　活血化瘀，解痉止痛。适用于冠心病、胸痹气短、心痛、脉结代，能治疗肝区刺痛及肾绞痛。

（10）橘皮杏仁方

药物组成　鲜橘皮100g（干品50g），杏仁（苦杏仁）30g，茜草20g。

用　法　将以上3味药同入锅中，加水适量，煎煮30分钟，去渣取汁，和3L开水同入足浴桶中。先熏蒸，后足浴。每次30分钟，每晚1次，10日为1个疗程。

功效主治　化痰泄浊，活血化瘀。适用于痰瘀中阻所致的心脏病。

注意事项

（1）生活要有规律，保持乐观的情绪和充足的睡眠，避免过度紧张，培养健康情趣，切忌急躁、激动或闷闷不乐。

（2）要养成好的生活习惯，不酗酒、不吸烟。避免冠心病急性发作的各种诱因，如受寒、情绪过激、过劳、暴饮暴食等。

（3）保持适当的体育活动，增强体质。

（4）合理搭配膳食，不要偏食，不宜过量。膳食要注意多增加营养，补充身体所必需的元素，要控制摄入高脂肪、高胆固醇食物，多吃素食。

（5）积极防治老年慢性疾病，如高血压、糖尿病等。

（6）急性发病时，应停止活动，及时服用急救药，并立即就医。

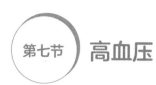 第七节 高血压

高血压主要是由于高级神经中枢调节血压功能紊乱所引起的，以动脉血压持续升高，尤其是舒张压持续升高为主要表现的一种慢性疾病，常引起心、脑、肾等重要器官的病变。

临床表现

血压升高呈波动状，与精神紧张、劳累过度有关。初期有面红耳赤，性情易怒，头痛头胀或眩晕等阳亢症状。至中期血压持续升高，常伴有头晕耳鸣，四肢发麻和心烦失眠等阴虚阳亢症状。到后期还可出现五心烦热，头晕，心悸失眠，神疲懒言和腰膝酸软等阴虚或阴阳两虚之症。严重者还可出现动脉硬化症等。

熏洗法

（1）桑树茺蔚方

药物组成	桑树枝、茺蔚子、桑树叶各10~15g。
用　法	上药加清水2L煎至1.5L，去渣（存用），将药液倒入脚盆内，稍温（药温以50~60℃为度），嘱患者把双足浸泡在药液中，每次约30分钟，洗后拭干上床休息。每日浸泡1次，每剂可用2次，10日为1个疗程。
功效主治	疏风清肝，化瘀通络，降压。主治高血压。

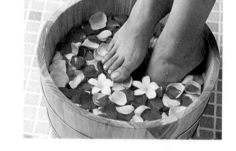

（2）磁石降压煎

药物组成 磁石、石决明各18g，桑枝、蔓荆子、枳壳、当归、党参、黄芪、乌药、白蒺藜、白芍、独活、杜仲、牛膝各6g。

用　法 先将磁石、石决明加清水2.5L，煎煮30分钟，再投入余药同煎20分钟。取出药液，倒入脚盆内，洗浴双足，每次30分钟。每日洗浴1次，每剂可连用2日，10日为1个疗程。

功效主治 柔肝补肾，镇肝息风，益气养血。主治高血压。

（3）降压灵

药物组成 夏枯草、吴茱萸、桃仁、丹参、川牛膝各10～15g。

用　法 上药加清水2L煎至1.5L，煎沸15分钟，取出药液，倒入脚盆内，待药温50～60℃时，先用消毒毛巾蘸药液擦洗双足（足底、足背）数分钟后，再把双足浸泡在药液中，每次浸洗30分钟。每日浸洗1～2次，洗后拭干卧床休息1～2小时，每剂可用2次，7日为1个疗程。

功效主治 活血通络，清热降压。主治高血压。

（4）九味两用汤

药物组成 茺蔚子20g，牛膝、草决明、薄荷各15g，当归、赤芍、红花、干姜各10g，肉桂5g。

用　法 上药加水3.5L，煎沸15～20分钟，倒入盆中，在临睡前先熏脚15分钟，再泡脚15分钟。每晚1次，每剂药用2次。

功效主治 清热活血，导热下行，散寒通络。主治高血压。

（5）足浴降压液

药物组成 当归、黄芩、丹参、磁石、独活各30g，桑白皮20g，牡蛎12g，牛膝5g，牡丹皮、首乌藤各6g。

用　法 上药置砂锅内加水4L，文火煎煮1小时，倒入脚盆内，待温（以不烫为宜），把双足浸泡于药液中（双足浸没至踝部）。每次浸泡2小时左右（冷则加温，保持药液一定温度），隔日1次。

功效主治 祛风除湿，疏通经络，调和气血。主治原发性高血压（Ⅰ、Ⅱ期）。

（6）钩藤降压汤

药物组成	钩藤（剪碎）20g，冰片5g。
用　　法	将药物置于脚盆内，加温水2L，浸浴双脚。每次浸浴30分钟。每日1剂，浸浴2次，于早晨和晚上进行。在治疗过程中，为保持水温，可不断加温水，10日为1个疗程。
功效主治	清热平肝，息风通络。主治高血压。

（7）丹参决明汤

药物组成	黄芩、丹参各30g，石决明、桑白皮各20g，牡蛎12g，当归、独活、磁石各10g，牡丹皮、首乌藤各6g，牛膝5g。
用　　法	将上药放入砂锅内，加水4L左右，用文火煎煮1小时，倒入脚盆中，待温（以不烫为宜），将双足浸泡于药液中，浸泡至足踝部，每次浸洗2小时左右，保持药液的温度。每日2次，每日1剂。
功效主治	清热活血，导热下行，潜阳降压。主治高血压。

（8）药枕熏脑方

药物组成	滁菊花、晚蚕沙、国槐花各500g，香白芷300g，川芎200g。
用　　法	先把川芎、白芷研成粗末，与前3味药拌匀，一并装入一小麻布袋中缝口，外套细布枕套即成。每临睡前取药枕代枕头垫用之，长期坚持使用，必渐收良效。
功效主治	醒脑降压，祛风清热，活血通络。主治高血压。

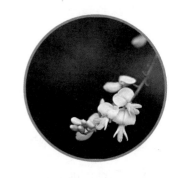

注意事项

（1）生活规律，确保充足的睡眠，避免情绪波动和精神刺激。

（2）避免过劳，适当参加体育锻炼。

（3）养成良好的生活习惯，饮食宜清淡，超重者应注意减轻体重，尤其要减少盐的摄入。戒烟酒。

（4）勿盲目降压，须找出病因，对症治疗。

（5）定期监测血压，坚持长期有效的中、西医治疗，以保持血压稳定在理想水平。

（6）诊断为高血压的患者应遵医嘱吃药，不可随便停药。

（7）减少房事，40岁以上者更宜节制。

（8）工作环境及居住房间最好是绿色、蓝色等冷色调，可使情绪安稳不易冲动。

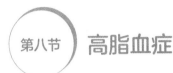

高脂血症

高脂血症，又叫做高脂蛋白血症，是由于血浆脂质中一种或多种成分含量超过正常上限所引起的疾病。中医学无此病名，一般多归属于"眩晕""头痛"等病范畴。多因肝阴暗耗，化风内动，肝阳偏亢，上扰清窍，或脾虚化源不足，则五脏之精少而肾失所藏，致使肾水不足，肝失滋荣而致偏亢所致。

临床表现

头痛，眩晕，目干，腰膝酸软，心烦胸闷，血脂超正常值。通常认为总胆固醇超过6.0mmol/L，三酰甘油超过1.7mmol/L，即可诊断为高脂血症。

熏洗法

（1）荷叶洗剂

药物组成　荷叶、柏子仁各15g，防己、泽泻各10g。

用　　法　上药加清水3L，煮沸15分钟，取出药液，倒入浴盆内，再兑热水

3L，洗浴全身。每次洗浴30分钟。每周2～3次，10次为1个疗程。注意不时加热药液，保持温度在30℃左右。

功效主治 利湿降脂。主治高脂血症。症见头晕心烦，尿少浮肿，形体肥胖，脘腹胀满，舌苔黄腻，脉滑数等。

附　　注 据药理实验证实，该方有利湿降脂、软化血管、改善血液循环的作用，尤其适用于血脂较高，动脉硬化或肥胖患者，并且对预防高血压等心血管疾病具有较好的效果。

（2）丹参首乌洗剂

药物组成 何首乌、丹参、山楂各30g，木香10g。

用　　法 上药加清水3L，浸泡1小时后，煎煮沸15分钟，取出药液，倒入盆内，趁热浸浴，先熏后洗，每次熏洗30分钟。每周3次，10次为1个疗程，每剂药可用2次。

功效主治 滋养肝肾，活血通络，行气健脾。主治高脂血症。症见眩晕耳鸣，腰酸腿软，手足麻木，心悸胸闷，口唇紫暗，舌红少苔或有瘀斑，脉细数或细涩等。

（3）海藻昆布汤

药物组成 海藻、苍术、昆布、泽泻、荷叶各30g。

用　　法 上药加清水4L，煮沸20分钟，取出药液，倒入浴盆，并兑热水3L，待温后做全身洗浴。每次浸洗30分钟。每日1次，每剂药可用2次，一般10～15日为1个疗程。

功效主治 健脾化痰，利湿祛脂。主治高脂血症。症见形体肥胖，四肢肿胀，神疲倦怠，头重嗜睡，舌体胖大，苔白腻，脉滑或濡缓等。

（4）七味降脂饮

药物组成 荷叶、泽泻、山楂、丹参、桑椹、制首乌、五味子各15～30g。

用　　法 上药加清水3L，煎沸10～15分钟，按"全身熏洗法"熏洗。每次熏洗30分钟，每日1次，每剂药可连用3次，7～10日为1个疗程。

| 功效主治 | 补益肝肾，健脾和胃，活血祛瘀。主治高脂血症。 |
| 附　注 | 若配合本方以水煎服，每日1剂，效果尤佳。 |

注意事项

（1）起居有节，戒烟酒，控制高血脂，减少并发症。

（2）加强运动是预防高脂血症的有效措施，提倡体育疗法，坚持锻炼身体，防止肥胖。

（3）除先天性因素外，高脂血症与饮食关系密切，应科学地安排膳食，宜食低胆固醇食物，多吃蔬菜、水果，如苹果、番茄、玉米等降脂食物。减少动物性脂肪的摄入，忌食生冷、辛辣食物。

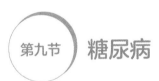

第九节　糖尿病

糖尿病是因胰岛素分泌缺陷和（或）胰岛素作用缺陷而引起的以慢性高血糖为特征的代谢紊乱综合征。临床以高血糖为主要标志，典型表现为多尿、多饮、多食、消瘦，即"三多一少"。久病可造成多系统损害，导致眼、肾、心脏、神经、血管等组织的慢性进行性病变。属中医"消渴"的范畴。

临床表现

1. 代谢紊乱症状群

糖尿病的典型症状为"三多一少"，即多食、多饮、多尿、体重减少，但大部分早期糖尿病患者，特别是老年患者，症状并不典型，仅有无力、疲乏、轻微口渴、皮肤瘙痒等非特异性症状，甚至毫无症状，常因健康体检或其他疾病就诊被发现。所以，建议40岁以上的人每年检测血糖一次，以诊断早期糖尿病，并得到及时治疗。

2．并发症和（或）伴发病

糖尿病的危害主要是由其急、慢性并发症所引起，血糖控制不好，导致急性代谢紊乱，可出现酮症酸中毒、非酮症高渗性昏迷；慢性高血糖则会导致各脏器的功能损害，出现一系列慢性并发症。

3．反应性低血糖

部分2型糖尿病患者进食之后胰岛素分泌高峰延迟，餐后3～5小时血浆胰岛素水平不适当地升高，其所导致的反应性低血糖可成为这些患者的首发表现。

熏洗法

（1）桑根地黄汤

药物组成 桑白皮30g，生地黄、天花粉、熟地黄、淮山药各15g，生葛根、苍术、玄参各10g，知母12g。

用　法 上药加清水3L，并浸泡10分钟，再煎煮沸15分钟（沸后改用文火），取药液倒入浴盆中进行全身熏洗（先熏后洗），脐腹部多蘸洗，每次熏洗30分钟。每日1次，每剂可用2次。熏洗完毕，即拭干避风，10日为1个疗程。同时，加用本方内服，每日1剂，水煎服，日服3次。当血糖基本正常，即停用内服，外治改为2日或3日1次。

功效主治 养阴生津，滋阴润燥，兼润肺，清胃，滋肾。主治消渴病（糖尿病）。

附　注 外阴反复瘙痒者，加黄柏；视力下降、视物不清者，加青葙子、沙苑子、草决明；若便干、腹胀不适者，加生大黄或熟大黄。

（2）柚子皮玉米须方

药物组成 鲜柚子皮200g，玉米须100g。

用　法 将上药入锅中，加水适量，煎40分钟，去渣取汁，倒入盆中，先熏蒸，待药温降至40℃左右时，再浸泡双足30～40分钟，每日1次，15日为1个疗程。

| 功效主治 | 清热，生津，降糖。适用于各种类型的糖尿病。

（3）黄精地骨皮汤

| 药物组成 | 黄精、地骨皮各30g。

| 用　法 | 上药加清水3L，浸泡30分钟，煮沸30分钟，取药液倒入浴盆中，加入3L温水，浸洗全身，每次浸泡30分钟。每日1剂，浸洗1次，15日为1个疗程。

| 功效主治 | 滋养阴精，清热泻火。主治糖尿病。

| 附　注 | 运用本方时，仍应注意控制饮食，必要时配合内服药物，效果更佳。

（4）泡足液

| 药物组成 | 紫丹参100g，忍冬藤100g，黄芪100g，桂枝50g，生附片50g，乳香24g，没药24g。

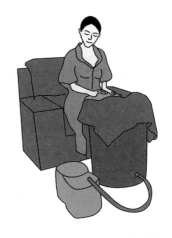

| 用　法 | 上药放入锅内，加水5L，用大火煮沸后再用文火煎20分钟，把药液倾入木桶内，待温度降到50℃左右时，患足放入药液内浸泡，药液可浸至膝部。为了防止药液温度下降过快。可在容器外套1个比容器高15cm左右的塑料袋，袋口扎在腿部。每次浸泡30分钟，每晚浸泡1次，每剂药可浸泡5天。以后每次浸泡，仍将原药液与药渣一同放入锅内煮沸。

| 功效主治 | 糖尿病肢端坏死。

（5）菟丝子川芎樟脑方

| 药物组成 | 菟丝子30g，川芎20g，地龙30g，苏木15g，樟脑2g。

| 用　法 | 将上药放入锅内，加水适量，煎煮20分钟，去渣取汁，与3L开水同入足浴桶中，先熏蒸，待药温降至40℃左右时，泡洗双足。每次40

分钟，20日为1个疗程。

功效主治 补肾、活血、通络。适用于糖尿病早期下肢疼痛者。

（6）龙灵液

药物组成 桂枝、泽兰、地龙、透骨草、威灵仙、丹参、苏木各30g，红花、木瓜、制乳香、制没药各15g，川乌、草乌各10g。

用　　法 上药加水适量，煎煮30分钟，滤出药液，趁热熏洗患肢，待温度适宜时再浸泡患肢，药液冷凉后再加温如上法用1次。每日1剂，早晚各1次。

功效主治 温通经脉，活血通络。主治糖尿病周围神经病变，肢体麻木，蚁走感，灼痛，冷痛，早期感觉过敏，晚期感觉减退甚至消失。

附　　注 烧灼感甚者加金银花30g，赤芍20g；冷痛麻木甚者加大桂枝、川乌、草乌用量；麻木甚者加全蝎10g，蜈蚣5条。

（7）黄连煎

药物组成 黄连50g。

用　　法 上药加清水2.5L，煎煮30分钟，取药液倒入浴盆中，加入温水3L，浸泡洗浴全身，每次浸洗30分钟。每日浸洗1~2次，每剂可用2次，15日为1个疗程。

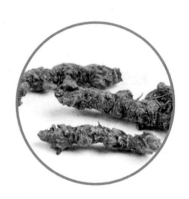

功效主治 清热泻火，解毒除烦。主治糖尿病。

附　　注 用此法同时仍需注意控制饮食，忌食辛辣、炙煿熏烤之品。

注意事项

（1）饮食应清淡，控制糖的摄入，忌食肥、甘、厚味；多吃新鲜蔬菜、水果。

（2）糖尿病患者要坚持有规律的生活习惯，加强体育锻炼，防止肥胖，避免精神紧张及劳欲过度，戒烟，戒酒。

（3）保持皮肤清洁，预防各种感染。

（4）积极治疗糖尿病的各种并发症，以避免血糖增高的恶性循环。

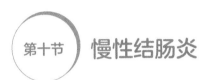

第十节 慢性结肠炎

慢性结肠炎，古谓"久泻"。多由急性肠炎或慢性肠炎失治迁延转化而成，同样是以泄泻、肠鸣、无腹痛等为特征。一般不发热，病程较长。

临床表现

泄泻，迁延难愈，时泄时止，或久泻不止，大便每日一两次或五六次不等，色黄带黏液，腹中雷鸣，或为清稀便，腹痛肠鸣。

熏洗法

（1）加味四神汤

药物组成 补骨脂、党参、白术各20g，干姜10g，诃子肉、吴茱萸、肉豆蔻、五味子、赤石脂各15g。

用　法 上药加清水2L，煎沸20分钟，取药液倒入脚盆内，待温，浸泡双足，每次浸洗30～40分钟。每日1剂，早、晚各洗1次，15日为1个疗程。

功效主治 健脾温肾，涩肠止泻。主治慢性结肠炎。

（2）葎草煎

药物组成 鲜葎草500g（用清水洗净）。

用　法 上药加清水2L煎至1.5L，取药液倒入盆内，待温嘱患者将双足浸泡在药液中，每次浸洗30分钟。每日1剂，早、晚各1次。15日为1个疗程，隔5日后，再行第2、第3疗程，直至痊愈。

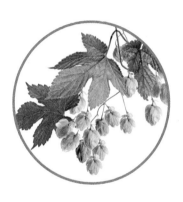

功效主治	通调血脉，疏导肠胃，消瘀解毒，祛腐生肌。主治慢性结肠炎。症见腹痛泄泻，反复发作，粪便中夹脓带血，里急后重，身热恶心，舌苔黄腻，脉浮数等。
附 注	湿热型小儿泄泻，剂量减半。对有脱水、酸中毒或肠内感染者不能单用此法，同时在使用本药液浸洗足部时不应超过膝关节，否则可引起便秘。

注意事项

（1）避免各种刺激性食物，如烈性酒、生蒜、浓咖啡、芥末等，同时避免吃过硬、过酸、过咸、过辣、过热、过冷及过分粗糙的食物。可选用温和食谱，除去对胃肠黏膜产生不良刺激的因素，创造有利于黏膜修复的条件。食物要细、碎、软、烂，烹调方法多采用蒸、煮、炖、烩、煨等。

（2）饮食要规律，避免暴饮暴食，应定时定量，减轻胃肠负担。如热量摄入不足，可用干稀搭配的加餐来补充。

（3）注意酸碱平衡。胃酸过多时，可多食用牛奶、豆浆或者带碱的馒头干以中和胃酸。

（4）吸烟会影响胃黏膜的血液供应及胃黏膜细胞的修复和再生，因此若有吸烟史应戒烟或少吸烟。

（5）平时注意腹部保暖，避免受凉。

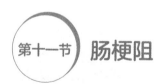

第十一节 肠梗阻

肠梗阻，是指由任何原因引起的肠道通过障碍，是一种常见急性病。按致病因素，一般分为器质性与功能性两大类。

临床表现

腹部绞痛、呕吐（呕吐物常含有胆汁和粪便），无大便，肛门不排气，听诊或可闻及尖锐的肠鸣音。

熏洗法

（1）通阻汤

药物组成　葛根、皂角各250g，葱白100g。

用　法　上药加清水4L，煎煮40分钟后去渣，将药液倒入盆内，趁热熏洗腹部，先熏后洗，冷则入锅内置炉火上保持适当温度（以不烫伤为度），用厚毛巾或数层纱布各4块，浸入药液中。用时取出毛巾或纱布块，交替热敷在腹部（痛处）。做持续性热敷，每次4小时。每日熏洗2次，每日1剂。

功效主治　温经通阳，排气排便。主治各类肠梗阻。

附　注　肠套叠性肠梗阻和功能性肠梗阻加广木香150g；蛔虫性肠梗阻加乌梅50g。

（2）一味煎

药物组成　猪牙皂60g。

用　法　先将上药捣碎，放入陶土罐内，加清水1L，煎沸15分钟，连渣倒入坐熏器中，趁热嘱患者坐在坐熏器上，使药汽对着肛门熏之，通常熏蒸10~15分钟时，腹内即有肠鸣音，欲解大便。如熏至15分钟大便未能解下，可将药汁连渣倒入陶土罐中煮沸5分钟，再倒入坐熏器内进行熏蒸。

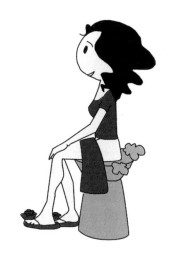

| 功效主治 | 通窍排便。主治急性肠梗阻。 |

（3）巴豆烟

药物组成	巴豆适量，香烟数支。
用　　法	每次取巴豆1粒，捣碎，掺入1支香烟内，并将香烟点燃，熏口鼻，不时做吸烟状吸入烟雾。待烟熏吸完，4小时后再吸第2支烟。
功效主治	通窍降气。主治肠梗阻。症见呕吐、腹胀、腹痛。

注意事项

（1）注意饮食，定时定量、营养丰富。饮食上以蔬菜、水果为主，补充维生素和纤维素，水果类（如香蕉）可有效地改善患者习惯性便秘，从而起到预防的作用。

（2）食物细嚼慢咽。忌过饱，忌生冷、酸辣、油炸等刺激性食物，忌烟熏、腌制食物。

（3）食物软烂易消化，过硬的食物容易导致消化障碍和胃的蠕动减慢。少量多餐，一次进食过量或过饱都不利于食物在肠道内的消化。

（4）对患有腹壁疝的患者，应及时治疗，避免因嵌顿、较窄造成肠梗阻。

（5）腹部大手术后及腹膜炎患者应做好胃肠减压，手术操作要轻柔，尽量避免腹腔感染。

（6）腹部手术后早期下床活动，促进胃肠蠕动功能的恢复。

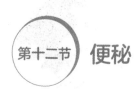

第十二节　便秘

便秘指的是多种原因造成的大便次数减少或粪便干燥难解的症状。一般来说，所进食物的残渣在48小时内未能排出，即是便秘。按病程或起病方式可分为急性和慢性便秘；按有无器质性病变，可分为器质性和功能性便秘；按粪块积留的部位可分为结肠便秘和直肠便秘。

临床表现

便意少，便次也少；排便不畅；排便艰难、费力；大便干结、硬便，排便不净感；便秘伴有腹痛或腹部不适。部分患者还伴有失眠、烦躁、抑郁、多梦、焦虑等精神心理障碍。由于便秘是一种较为普遍的症状，症状轻重不一，大部分人常常不去特殊理会，认为便秘不是病，不用治疗，但实际上便秘的危害很大。便秘的"报警"征象包括贫血、便血、消瘦、发热、黑便、腹痛等。若有肿瘤家族史，也应特别注意。

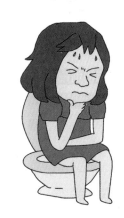

熏洗法

（1）熏肛门方

药物组成　皂角适量。

用　法　将药放在碗内点燃烧之，吹灭置于桶内，让患者坐在桶上，熏其后阴（肛门）15～30分钟。不应，次日再如法用药1次，必效。

功效主治　通窍排便。主治便秘。

（2）槐花煎

药物组成　槐花30～50g。

用　法　上药加清水500ml，煎数沸，倒入坐熏器内，让患者趁热坐在坐熏器上熏蒸肛门，待温，再淋洗肛门。每次熏洗25～30分钟，每日熏洗1次。

功效主治　凉血，清热，通便。主治老人虚秘。

（3）大小煎

药物组成　鲜小蓟30g，大黄10g。

用　法　上药加清水1L，煎沸5～10分钟，连渣倒入痰盂内，让患者趁热坐在痰盂上熏蒸肛门，待温，再淋洗肛门，每次熏洗15～30分钟。不应，次日再如法用1次，必效。

| 功效主治 | 清热通便。主治热秘。 |
| 附 注 | 必要时可加枳实10g。 |

（4）当归黄芪方

药物组成	当归30g，黄芪30g。
用 法	将上述诸药择净，放入药罐中，清水浸泡20分钟，加水1.5L煎汤，煮沸20分钟后去渣取汁，先坐浴熏蒸，再倒入足浴盆中加入适量开水，待温度适宜后泡洗双足。每次30分钟，每日1次，每次1剂，连续15日为1个疗程。
功效主治	养血润燥。适用于血虚型便秘。

（5）温通汤

药物组成	肉苁蓉30g，干姜6g，葱白5根。
用 法	上药加清水500～1000ml，煎数沸，连渣倒入痰盂中，让患者趁热坐在痰盂上熏蒸肛门，待温再淋洗之。每次熏洗30分钟。
功效主治	温中通便。主治冷（寒）秘。

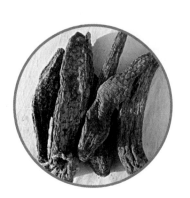

（6）党参山药方

药物组成	党参20g，山药30g，郁李仁40g。
用 法	将以上药物放入锅中，加水适量，煎煮30分钟，去渣取汁与3L开水一同倒入足浴桶中。先熏蒸，后足浴，并配合足底按摩。每日1次，每次30～40分钟，15日为1个疗程。
功效主治	益气健脾，润肠通便。适用于气虚型习惯性便秘。

（7）乌蒌大黄汤

| 药物组成 | 鲜何首乌、全瓜蒌各30g，大黄6g。 |
| 用 法 | 上药加清水800ml，煎沸5分钟，连渣倒入痰盂内，让患者坐在痰盂上趁热熏蒸肛门，待温时，再进行淋洗，每次熏洗30分钟。每日1次，每剂可用2次。 |

| 功效主治 | 润肠通便。主治习惯性便秘。 |

| 附　注 | 又本方加肉苁蓉30g，柏子仁、郁李仁各15g，用于治疗老年性便秘，如上法用之，疗效满意。 |

（8）大黄芒硝方

| 药物组成 | 生大黄20g，芒硝30g，甘草5g。 |

| 用　法 | 将上药入锅中，加水适量煎40分钟，去渣取汁，倒入盆中，先熏蒸，待药温降至40℃左右时，再浸泡双足30～40分钟，每日1次，15日为1个疗程。 |

| 功效主治 | 清热通便。适用于体质较强者的习惯性便秘，对于偏热证者尤适。 |

注意事项

（1）多吃富含膳食纤维的食物，老年人适量增加粗纤维食品，青年人要多吃绿叶蔬菜。

（2）多进行体育锻炼，增强体质，避免久坐久卧。

（3）加强腹肌训练，按摩腹部，促进胃肠蠕动，有助于促进排便。

（4）每日至少喝8杯水，特别是在食用高纤维食品时，更应注意保证饮水。

（5）养成每天定时排便的习惯，以逐步恢复或者重新建立排便反射。

（6）便秘多发生在脑动脉硬化、高血压、冠心病及年老体弱者等高危人群中。治疗时应特别注意患者的反应，疗效不明显时应采用其他疗法，以免发生意外。

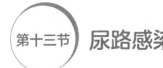

第十三节　尿路感染

尿路感染又叫做泌尿系统感染，是指各种病原体入侵泌尿系统引起的尿路炎症。根据感染部位可分为上尿路感染（肾盂肾炎、输尿管炎）与下尿路感染（膀胱炎、尿道炎），上下尿路感染常常合并存在。本病与中医学的"热淋"相似，可归属于"淋证""腰痛""虚劳"等范畴。

临床表现

1. 急性肾盂肾炎

急性肾盂肾炎常见尿急、尿痛、尿频、排尿不畅、腰痛、肾区叩痛，伴有寒战、发热、恶心、呕吐、血白细胞数升高等全身感染症状。

2. 膀胱炎

膀胱炎占尿路感染的60%。主要临床表现为尿频、尿痛、尿急、耻骨弓上部不适，一般无明显的全身感染症状。常有白细胞尿，约30%有血尿，偶有肉眼血尿。致病菌多为大肠杆菌，约占75%。

3. 尿道炎

急性尿道炎时，尿道外口红肿。尿急，尿痛，尿频，可见脓尿，个别有血尿，耻骨上方及会阴部不适。男性急性尿道炎患者的主要症状是出现尿道分泌物，开始是黏液性，逐渐变为脓性。女性患者分泌物较少。还有一部分患者有菌尿，而无任何临床表现，为无症状菌尿。

4. 并发症

肾乳头坏死是肾盂肾炎的严重并发症之一。肾周围脓肿常由严重肾盂肾炎直接扩展而来。

熏洗法

（1）蓟坤煎

药物组成 小蓟60g，益母草30g，牛膝15g，车前子10g，血余炭3g。

用　　法 上药加清水1.5L，煎沸5～10分钟，取药液倒入盆中，趁热熏洗下腹部（先熏后洗），每次熏洗30分钟。每日1剂，早、晚各1次。

功效主治 凉血止血，清热利湿。主治血淋腹痛。

（2）瓦松煎

药物组成 瓦松60g。

用　法 上药加清水1L，煎沸10分钟，取药液倒入盆中，待温，用毛巾蘸药液洗少腹部，反复擦洗，每次洗15～30分钟。每日1剂，早、晚各1次。

功效主治 消炎通淋。主治热淋（尿路感染）。

（3）黄柏苦参汤

药物组成 黄柏、苦参、土牛膝、土茯苓、蛇床子各10g，枯矾6g。

用　法 上药加清水2.5L浸泡5分钟后，文火煎煮30分钟，再将药液倒入盆内，先熏会阴部，然后坐浴，每次15分钟。每日2剂，熏洗2次，其中1次在睡前进行。

功效主治 清热利湿，解毒通淋。主治尿路感染。症见尿频、尿急、尿痛反复发作，口干口苦，女子带下色黄，腥臭，阴部瘙痒，舌质红，苔黄腻，脉数等。

附　注 治疗期间应注意会阴部卫生。本方对尿频、尿急、尿痛发作较频者尤宜，对内服中西药治疗效果欠佳者亦有较好疗效。

（4）解毒通淋汤

药物组成 蒲公英、土茯苓、黄柏、苦参、车前草、大血藤各30g。

用　法 上药加清水3L，煎煮沸5～10分钟，取药液倒入浴盆中，趁热先熏蒸会阴部，待温坐浴，并洗少腹部，每次熏洗30分钟。每日熏洗1～2次，每剂可用2次，5次为1个疗程。

功效主治 清热解毒，利湿通淋。主治尿路感染。

附　注 临证应用本方可随症加减。注意忌口，不宜过度劳累，减少烦恼，保持心情舒畅。

注意事项

（1）起居规律，积极锻炼身体，增强体质，预防感冒，避免熬夜，劳累。

（2）女性应注意保持外阴清洁，清洗水以开水凉温为好。特别是月经期、妊娠期和产褥期的卫生更为重要。洗澡时避免盆浴，尽量用淋浴；夫妻生活前双方均应清洗外阴，结束后排一次尿。

（3）平时应进清淡食物，每日饮水量宜大于2L，以保证充足尿量，尿量增加可起到冲洗尿道作用，促进细菌及毒素的排出。

（4）忌憋尿，保持大便通畅。

（5）尿路感染期以及治愈后一周内，避免性生活。

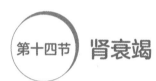

第十四节 肾衰竭

肾衰竭是一种代谢紊乱综合征。中医学中无此病名，属于中医学的"水肿""关格""癃闭""腰痛""肾风""虚劳"等病范畴。临床所见，以慢性居多。多因脏腑虚损，功能失调，湿毒壅塞三焦，以致气虚血瘀，清阳不升，浊阴不降；或热毒充斥内外，瘀血阻滞经络所致。

临床表现

1. 火毒瘀滞型

高热，谵语，狂躁，腰痛，干呕，吐血衄血，咯血尿血，斑疹紫黑或鲜红。舌深绛紫暗，苔黄焦或芒刺遍起，脉细数。

2. 热毒炽盛型

壮热不已，烦躁不安，心悸气喘，头痛身痛，口干欲饮，尿少黄赤，或者尿闭。舌质红，苔黄干，脉数。

3．邪陷心肝型

心悸心烦，神昏谵语，狂躁，抽搐痉厥，甲青唇黑。舌质红绛紫暗，脉滑数。

熏洗法

（1）大黄药浴液

药物组成 大黄、地肤子、皂角刺各100g，白芷、蝉蜕各50g。

用　法 将上述药材加水煎取浓汁2L，倒入盛有50L温水的浴缸内，尽量将全身浸泡在药液中，头外露，并不断擦洗皮肤，使药物充分吸收以增强渗透效果。每次30分钟，每日1次，15天为1个疗程。

功效主治 排毒止痒。主治尿毒症皮肤瘙痒症。

附　注 注意用本方法前应避免空腹或过饱，以免引起气短、心慌、晕厥等不适；治疗时应关好门窗，室温维持在25℃左右，水温保持在40～43℃；注意保暖，熏洗后擦干皮肤，避免受凉。

（2）温阳利水汤

药物组成 茯苓皮、泽泻各30g，桂枝、制附子、北黄芪各15g，牵牛子10g。

用　法 将上述药材加清水2.5L，煎沸10～20分钟后取出药液，倒入盆内，趁热先熏脐腹，待药液温后将双足浸泡在药液中，每次熏洗30分钟，每日1～2次，每剂可用2次，5日为1个疗程。

功效主治 温阳利水。主治阳虚水泛，小便癃闭（急性肾衰竭）。

（3）发汗利尿洗剂

药物组成 独活、麻黄、桂枝、细辛、羌活、白术、苍术、红花各30g。

用　法 将上述药材加清水3L，煮沸20～30分钟后，将药液倒入洗衣盆或浴盆内，并加水适量放入浴罩或浴室中，先熏后洗，为保持温度需不断添加热水，使周身汗出。每次熏洗30分钟。每日1次或隔日1次，每剂用1次，7次为1个疗程。

功效主治 助阳发汗，健脾化湿，活血利尿。主治急、慢性肾衰竭。

附　注 本病为内科常见危重病症，单用此法有很大的局限性，更不可长期应用，当配合其他疗法综合治疗。本方有毒，严禁口服。

（4）发汗温通洗剂

药物组成 防风、麻黄、桂枝、细辛、川椒、红花、苍术、独活、羌活、艾叶各25g。

用　法 将上述药材加清水2.5L，煎煮沸10～15分钟，取出药液，倒入水桶或脚盆中，待药温时将双足浸泡在药液中，然后逐渐加热水，保持温度，直到水满为止。每次浸泡40分钟。每日1剂，浸泡1～2次，10～15日为1个疗程。

功效主治 发汗利尿，温阳祛湿，活血通经。主治急、慢性肾衰竭。

附　注 本方在使用过程中，未见出现虚脱之状。在使用时，应记录出入量，每周检查肌酐、尿素氮、电解质等，并观察药后反应。方中细辛有毒，且用量较大，因此药液不可内服。又药性温热，凡气虚多汗，阴虚火旺者忌用本方。

注意事项

（1）树立信心，调整情绪，坚持治疗，保持心态平和、乐观。

（2）适度锻炼，每日坚持散步。但不要剧烈活动和过度疲劳。

（3）水肿患者宜低盐；没有水肿者不忌盐；血尿为主者宜多饮水。

（4）预防感冒，避免受凉；不吃保健补品、补药，防止上火加重病情。

（5）肾衰竭尿毒症患者每日宜喝一些牛奶，吃50g瘦肉，1个鸡蛋。

（6）高血压者应服降压药控制血压；已服用激素者，应在医师指导下递减用量；有酸中毒者应及时服小苏打纠正酸中毒。

（7）高血钾者忌食高钾食品如海产品、火腿、蘑菇、木耳、干果类、玉兰片、香蕉、柑橘、土豆、萝卜干、茶叶、酱油、味精等。

（8）忌食辛辣、海鲜、豆类、发物、豆制品、干果类及易上火之物。忌食鹿、牛、羊、鸡、狗、鹅、驴肉及其膏汤、骨头汤等。

（9）血尿酸高者尤其忌食动物内脏、虾蟹鱼蚌、啤酒、菇类、菠菜、豆类、芹菜等。

（10）保持大便通畅，每日排便2～3次为宜。

（11）禁用含有关木通、广防己、青木香、马兜铃等药的成药及汤剂。

第四章

外科病症

- 痔疮
- 疮疖
- 疔疮
- 痈疽
- 冻疮
- 黄水疮
- 肛裂
- 痛风性关节炎
- 肩关节周围炎
- 股动脉硬化症

- 运动神经元病
- 足跟痛
- 骨质增生症
- 软组织损伤
- 扭挫伤
- 跌打损伤
- 脱臼
- 骨折
- 腰痛

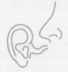

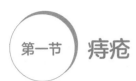

痔疮

痔疮包括内痔、外痔以及混合痔，是肛门直肠底部及肛门黏膜的静脉丛发生曲张而形成的一个或多个柔软的静脉团的一种慢性疾病。

临床表现

1. 内痔

内痔的主要临床表现是出血和脱出。无痛性间歇性便后出鲜血为内痔的常见症状。未发生血栓、嵌顿、感染时内痔没有疼痛，部分患者可伴排便困难，内痔的好发部位为截石位3、7、11点。

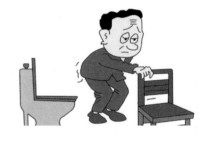

2. 外痔

外痔的主要临床表现为肛门不适、潮湿不洁，有时有瘙痒。表面覆盖皮肤，不能送入肛门，不易出血。如发生血栓形成及皮下血肿，有剧痛。血栓性外痔最常见，结缔组织外痔（皮垂）及炎性外痔也较常见。

3. 混合痔

内痔和外痔的症状可以同时存在。混合痔位于齿状线上下，同时为直肠黏膜和肛管皮肤所覆盖，内痔发展到Ⅱ期以上时多形成混合痔。混合痔逐渐加重，呈环状脱出肛门外，脱出的痔块在肛周呈梅花状，叫做环状痔。脱出痔块如果被痉挛的括约肌嵌顿，以至水肿、淤血甚至坏死，临床上叫做嵌顿性痔或绞窄性痔。

熏洗法

（1）二黄熏洗方

药物组成 川黄连（黄连）9g，川黄柏（黄柏）9g。

用 法 上药水煎，先熏后洗患部，每日1～2次。

功效主治 清热，止血，清肿。适用于外痔出血。

（2）马齿苋汤

药物组成 马齿苋60g，翻白草50g，露蜂房20g。

用 法 将上述诸药择净，放入药罐中，清水浸泡20分钟，加水2L煎汤，煮沸20分钟后去渣取汁，先熏洗、坐浴20分钟，再将药液加温后足浴，每次30分钟。每日早晚各1次，每日换药1剂，7日为1个疗程。

功效主治 清热解毒，消肿止痛。适用于各种痔疮。

（3）鱼腥马翁汤

药物组成 马齿苋、鱼腥草各30g，白头翁、贯众各15g。

用 法 上药煎汤2～3L，趁热气盛时熏蒸患处，待温热时再倒入盆中，坐浴20～30分钟。每日1剂，每日熏洗2次。

功效主治 清热燥湿，解毒消肿。主治肛门疾病，包括各类痔疮、肛门术后水肿、肛门湿疹等。

附 注 炎性外痔加蒲公英；血栓外痔加芒硝；嵌顿性内痔加大黄、苏木；肛门湿疹加苦参、蛇床子；肛门术后水肿加萹蓄、明矾。

（4）朴硝五倍子汤

药物组成 五倍子30g，桑寄生30g，朴硝30g，莲房30g，荆芥30g。

用 法 上药除朴硝外加水1.5L，煮沸15分钟，去渣取药液，加入朴硝搅匀溶解，先熏后洗

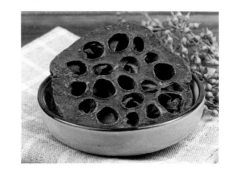

肛门或坐浴，每次30分钟，每日2次，每剂可洗2日。

功效主治 活血消肿，收敛止血，止痛止痒。主治痔疮。症见痔核脱出，表面色暗糜烂，局部肿痛，大便出血，瘙痒，舌苔黄，脉数等。

（5）明矾洗剂

药物组成 ①明矾、赤石脂、五倍子、石榴皮、生百部、土槿皮、土大黄各15g，生甘草6g；②明矾、刺猬皮各30g，槐花、金银花、马兜铃各20g，蛇蜕3g。

用　　法 任选一方，加水1.5L，煎数沸，将药液倒入盆内，趁热坐熏肛门，待温坐浴洗患处，每次熏洗30分钟，每日1剂，每日熏洗3次。

功效主治 清热解毒，燥湿敛疮，消肿止痛。主治各型痔疮。

（6）硝矾洗液

药物组成 芒硝150g，明矾15g。

用　　法 上药打碎，置面盆内，以开水2L溶化，坐面盆上，使蒸汽熏蒸肛门，待水温渐降，洗涤患处，再坐于药液中，至水凉为止，每日2～3次。

功效主治 清热解毒，燥湿敛疮，消肿止痛。适用于外痔未出血者。

（7）消肿止痛汤

药物组成 金银花、白菊花、蒲公英、艾叶、芒硝各30g，花椒、五倍子各20g，苍术、防风、侧柏叶各15g，葱白6根。

用　　法 上药加清水1.5L，煎数沸，取汁，再加水500ml，煎沸10分钟，去渣取汁，两份药汁混合加热至沸，倒入盆内，趁热先熏后洗肛门患处，再坐浴，每次熏洗20分钟。每日1剂，每日熏洗2次，6日为1个疗程。

功效主治 清热解毒，消肿止痛。主治炎性外痔、肛管水肿、内痔脱出、血栓外痔、肛门湿疹。

（8）二黄银花方

药物组成 黄芩、黄柏、金银花、马鞭草、车前草、败酱草、延胡索、赤芍、蒲公英各30g，白矾、芒硝各5g。

用　法 将上药（除白矾、芒硝外）加清水适量，浸泡20分钟，煎数沸，取药液与1.5L开水同入足浴盆中，放入白矾、芒硝，趁热熏蒸肛门，待温度适宜时泡洗双足。每日2次，每次40分钟，10日为1个疗程。

功效主治 清热解毒，消肿止痛。适用于内痔、外痔、混合痔。

（9）便后熏洗方

药物组成 艾叶、紫花地丁、黄柏、金银花、马齿苋、苦参各30g，红花、花椒、五倍子、防风、槐花各15g，蝉蜕、薄荷各10g，冰片3g。

用　法 将上药共研为粗末，混匀备用。每次取90～150g，用2.5～3L沸水浸泡，趁热气盛时熏患处；待水温适宜时再入盆中坐浴15～30分钟。每日熏洗2～4次。

功效主治 清热解毒，活血散瘀，除湿消肿，交通脉络。主治痔疮。

附　注 出血较多者，加地榆、大黄或口服云南白药；疼痛剧烈者，加白芷；肛门湿疹者加蛇床子；水肿甚者，加白矾、土茯苓；瘀血较重者加赤芍、川芎；炎症明显者加蒲公英；湿热较重者加荆芥。

（10）槐根艾叶方

药物组成 槐根150g，艾叶90g。

用　法 上药以水6L煎至3L，去渣取药液，先熏洗患处，待药液温后坐浴20分钟，每日2次。

功效主治 痔疮。

（11）熏洗方

药物组成 五倍子3个，芒硝一撮。

用　法 将上药加水1L，煮沸15分钟，去渣取药液，先熏洗患处，待药液温后坐浴20～30分钟，每日2次，每剂可用2日，2剂为1疗程。

功效主治 痔疮。

（12）三黄坐浴汤

药物组成 大黄、蒲公英、赤芍、紫花地丁各20g，金银花、芒硝（溶入）、黄柏各15g，川黄连、红花各10g。

用　法　每日1剂，水煎坐浴，每日2～4次。

功效主治　清热解毒，活血散结，燥湿消肿。主治外痔。

附　注　又用黄柏50g，花椒40g，大蓟40g，连翘35g。煎水，趁热先熏后洗患处，再坐浴，每次15～30分钟。每日中午、晚上各熏洗1次，每剂可连用3日。一般1～2剂多能治愈。或用案板草（鲜品）2kg（干品0.5kg），加水煎沸10分钟，趁热先熏后洗患处，再坐浴，每次30分钟。药渣外敷患处30分钟，每日3次。或用榕树须60～100g，苏木20～30g，煎水熏洗患处，用于治疗外痔。

（13）痔疮方

药物组成　马勃35g，黄柏30g，冰片10g。

用　法　将上药研粗粉，用菜籽油泡1～3周，过滤，加冰片混匀，外擦患处，每日3次。

功效主治　清热解毒，燥湿消肿。适用于痔疮。

（14）银花地丁方

药物组成　金银花、紫花地丁、蒲公英各30g，牡丹皮、牛膝、生大黄、川芎、白芷各20g，野菊花、夏枯草各10g。

用　法　将上药择净，放入药罐中，加清水适量，浸泡5～10分钟后，水煎取汁，放入浴盆中，待药温时坐浴，同时足浴。每日2～3次，每次10～30分钟，每日1剂，连续7～10日。

功效主治　清热解毒。适用于炎性外痔。

（15）五硝百部汤

药物组成　五倍子、芒硝、桑寄生、莲房各30g，荆芥穗、川椒、黄柏、防风、明矾、蛇床子、苦参、百部各15g。

用　法　上药加清水2L煎至1.5L，将药液倒入盆内，趁热先熏后洗肛门患处，再坐浴，每次熏洗15～30分钟。每日1次，每剂可用4次，7次为1个疗程。

功效主治　清热燥湿，消肿止痛。主治内痔。

（16）苦菜仙人掌方

药物组成　苦菜50g（干品30g），仙人掌100g，灰灰菜200g（干品100g），蕨菜200g（干品100g）。

用　法　将以上4味药洗净，切碎后同入锅中，加水适量，煎煮30分钟，去渣取汁，与3L开水同入足浴桶中。先熏蒸，后足浴。每次30分钟，每晚1次，5日为1个疗程。

功效主治　清热，凉血止血。适用于痔疮便血。

（17）地榆鸡冠花方

药物组成　地榆50g，红鸡冠花50g，生大黄20g。

用　法　将上药加清水适量，煎煮30分钟，去渣取汁，与2L开水一起倒入盆中，先熏蒸肛门，待温度适宜时泡洗双足。每天早晚各1次，每次熏泡40分钟，10日为1个疗程。

功效主治　清热，凉血止血。适用于痔疮出血。

（18）土茯苓汤

药物组成　土茯苓、马齿苋、芒硝、苦参各30g，大黄10g。

用　法　上药加清水1L煎至500ml，将药液倒入盆内，待温坐浴，坐浴前将肛门放松，清除粪便及杂物，通常坐浴时间为15～20分钟，每日1～2次。浴后揩干患处，外用无菌敷料覆盖，胶布固定。

功效主治　清热利湿，解毒消肿。主治混合痔术后并发症，术后第一次大便后即可坐浴。

附　注　使用此法治疗，局部无须用其他油膏。同时要注意坐浴的方法并保证坐浴时间。若分泌物较多，可加重马齿苋、土茯苓、大黄用量；术后肛门水肿，加重芒硝用量；创面有胬肉可加乌梅。

注意事项

（1）平时可常做提肛锻炼。经常参加体育活动，体育锻炼有益于血液循环，可以调和人体气血，促进胃肠蠕动，改善盆腔充血，避免大便秘结，预防痔疮。

（2）多吃蔬菜、水果，保持大便通畅。少食辛辣刺激食物，戒烟酒。

（3）避免劳累、久站、负重。

（4）养成定时排便的习惯，这对预防痔疮的发生有着极其重要的作用。

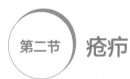第二节　疖疮

疖疮是皮肤毛囊或皮脂腺的急性化脓性炎症，是外科中最常见的疾病。本病一般多发生于夏季，任何部位都可发生，以头面、背部及腋下多见。其特征是色红、灼热、疼痛、突起根浅、肿势局限、脓出即愈。男女老幼皆可发生，尤以小儿及新产妇为多见。本病多因气候酷热干燥，感受暑毒而成，或因痱子甚痒抓破感染所致。

临床表现

初起局部皮肤潮红，次日肿痛，结块高突，呈圆形或椭圆形，以头面居多，少则几个，多则几十个不等。经2～3日成脓，甚则伴见寒热头痛，口苦舌干，便秘溺赤等症。

熏洗法

（1）大宝散

药物组成　黄芪、当归、地骨皮、荆芥穗、木通各100g，白矾50g。

用　　法　上药共研细末，备用。用时每取本散50g，加水500ml，煎沸后，待温时外洗患处15分钟。每日洗1～2次。

功效主治　益气活血，消炎除湿，祛风止痒。主治热汗浸渍成疮，痒痛不止。

（2）野菊银花汤

药物组成	野菊花、金银花各50g，紫花地丁、大黄、黄柏、皂角刺各30g。
用　　法	上药加清水2L，煮沸30分钟，把药液倒入盆内，稍冷却后熏洗患处，每次熏洗30分钟。每日1剂，每日2～3次。
功效主治	清热解毒，通络消肿。主治疖肿。
附　　注	用本方熏洗时，对疖肿不宜用力挤压，对于面部的疮肿尤应注意。若初起自行挤压或碰伤往往转成疔疮重证。若脓成宜尽早切开排脓。

（3）金马洗剂

药物组成	野菊花、金银花、马齿苋各30g，黄柏15g，甘草9g。
用　　法	上药加清水1.5L，煎沸10分钟，将药液倒入盆内，待温时外洗患处15分钟，然后用纱布浸透药液浸渍患处。每日洗2次，每剂可用2日。
功效主治	清热解毒，消肿止痛。主治疮疖（初期）。

（4）复方马齿苋洗方

药物组成	蒲公英、马齿苋、如意草各120g，白矾12g。
用　　法	上药共研粗末，装入纱布袋中，加水2.5～3L，煮沸30分钟，待温时用软毛巾蘸汤擦洗，或加热浸浴。每日1～2次。
功效主治	清热解毒，燥湿止痒。主治多发性疖肿，脓疱疮。

（5）荷叶扁豆洗剂

药物组成	藿香、荷叶、扁豆叶、佩兰、蒲公英各10g。
用　　法	上药加清水1.5L，煮沸10分钟，将药液倒入盆内，待药液凉后淋洗患处，每次10～15分钟。每日1剂，淋洗2次。
功效主治	消暑祛湿，解毒消肿。主治暑季疖肿。

注意事项

（1）饮食宜清淡，多食蔬菜、水果，忌辛辣、腥发之品。

（2）注重个人卫生，勤换衣服、勤洗澡。

（3）出行时，避免日光强晒。

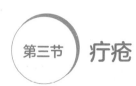

疗疮

疗疮，病发急骤，为势险恶，古有"朝发夕死，随发随死"之说。本病好发于颜面、手、足部。

临床表现

初起一粟，状如小疱，其色不一，或白，或黄，或紫，或黄白，或为红丝，根脚硬肿，痒痛异常。初起伴寒热交作等症，继则溃烂化脓，甚则走黄。因种种见症不一，故命名亦异。

熏洗法

（1）浸剂方

药物组成 茶子饼100g，碱水20g，蜈蚣（研末）3条，黑醋300g。

用　　法 上药共入陶土罐内煮沸10分钟，待药温缓和时，将患指徐徐放入药液内浸泡，每次浸泡30分钟。每日热浸2次。

功效主治 消肿止痛，拔毒生肌。主治蛇头疗。

（2）藤黄液

药物组成 生藤黄3g，鸡蛋2枚。

用　　法 将鸡蛋一端打开一个小孔，取出其中蛋黄，再加入一个蛋清，并将藤黄投入蛋清内，搅匀备用。先用0.9%氯化钠注射液洗净患处，将患有疗疮的手指徐徐塞入蛋内，浸泡20分钟后抽出。每日浸泡3次。

功效主治 拔毒消肿。主治手指疗。

附　　注 药液以新鲜者为好，在使用时患指应全部浸入药液中，并注意不时地搅动药液，否则疗效欠佳。疗疮已破溃流脓者，仍可按上述方法治疗，但每浸泡1次后，应用消毒纱布包裹。待浸泡数次后，出现痒感，切勿用手搔抓，防止重复感染。本品剧毒，忌内服。

（3）花粉三黄汤

药物组成	天花粉150g，大黄、黄柏、姜黄、白芷各75g，苍术、天南星、厚朴、陈皮、甘草各30g。
用　法	上药加清水2.5L，煎数沸，将药液倒入盆内，然后趁热洗患处。每次淋洗15～25分钟。每日1剂，每日洗2～3次，洗至愈为止。
功效主治	清热燥湿，祛风化痰，消肿止痛。主治各型疗疮。

注意事项

（1）保持心情舒畅。

（2）宜清淡饮食，多饮水，忌食膏粱厚味、辛辣、烟酒等。

（3）忌内服发散、辛温药物。

（4）有全身症状者要卧床休息。

（5）局部忌挤压、碰撞、挑刺、早期切开。

（6）忌房事。

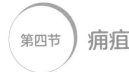

第四节　痈疽

痈疽，系指发于人体肌表的化脓性外证疾病。一般患处局部肿突，红肿为痈，肿而不红为疽，为外科常见多发病。痈证易治，疽证难疗。

临床表现

痛，局部焮红灼热，高肿疼痛，继则化脓溃破，初起多伴有全身症状；疽，白肿不红，微痛或者不痛，继则肿块增大，渐则溃破流清稀脓水，疼痛剧增。

熏洗法

（1）加味蒲公英洗剂

药物组成 蒲公英30g，苦参、黄芩、木鳖子（去壳）、连翘、赤芍、白芷各15g，花椒5g。

用　法 上药加水2.5L，煮沸30分钟，将药液倒入盆内，待药温降至40℃左右时，先取纱布蘸药液淋洒冲洗患处，然后以6～8层纱布浸入药液，浸透取出后，轻拧至不滴药液，趁热湿敷患处，稍凉即换。每日1剂，每次60分钟，每剂淋洗2～3次。

功效主治 清热解毒，凉血散结，通络消肿。主治各种痈。证见局部肿块成脓后难溃，红、肿、热、痛较剧，苔黄，舌质红，脉洪数。

附　注 如肿块脓成后难溃，或配合贴膏药，或作"十"字形切开后，再行淋洗、湿敷。冬天用本法应注意保暖。

（2）葱归溻肿方

药物组成 白芷、羌活、当归各15g，葱头7个。

用　法 上药加清水500ml，煎数沸，去渣取汁，外洗患处。每日洗2～3次，每日1剂，洗后按外科常规换药。

功效主治 祛风，活血，消肿。主治痈疽疮疡，初肿将溃之时。

（3）猪蹄汤

药物组成 羌活、香白芷、生甘草、露蜂房（有蜂儿者佳）、赤芍、黄芩、当归各等份（一般各15～25g），猪蹄2只。

用　法 先将猪蹄洗净，煮烂，撇去上面浮油及下面沉渣，取中汁，备用。上药共研细末，贮存备用。用时取本散30～45g（视痈疽大小酌定），用猪蹄中汁入本散，用文武火煮沸去渣，以棉帛或绸布片蘸药水徐徐洗疮面、疮口，死肉恶血随洗而下，洗后拭干，避风。每日洗1~2次。

> **功效主治**　祛风活血，驱毒消肿。主治一切痈疽肿毒。

> **附　注**　本方有消毒气、去恶肉作用。凡疮疡溃烂有口必用本汤洗之，促其疮口早日愈合。洗后应按外科治疗原则处理。

（4）集芳散

> **药物组成**　木香、白芷、藿香、川芎、防风、甘草各15g，葱1大把。

> **用　法**　上药加清水500ml，煎数沸，去渣取汁，待温，外洗患处。每日1剂，每日洗2~3次，洗后按常规换药。

> **功效主治**　祛风活血，消肿止痛。主治一切溃烂痈疽。

（5）黄芪当归汤

> **药物组成**　天花粉、生黄芪、当归、麦冬、石斛、皂角刺各30g，漏芦15g。

> **用　法**　上药加水2.5L，煎煮45分钟，去渣取浓汁，以纱布蘸取药液趁热淋洗患处。发生在四肢或臀部者，则可先熏后洗，再取6~8层纱布浸入药液，浸透后湿敷患处，每次30分钟。每日1剂，淋洗2~3次。

> **功效主治**　益气养阴，清热解毒，消痈通络。主治痈。

注意事项

（1）防止潮湿。特别是暑天，天气炎热，常因工作环境差，或工作繁忙而汗湿衣襟，加之更换内衣不勤，容易发生本病。所以，应养成良好的生活习惯，经常更换内衣、淋浴，保持皮肤干燥、清洁、卫生。

（2）平时应忌饮烈性酒，少食辛辣刺激之品，以防辛辣之品损伤脾胃，致使肠胃积湿生热而诱发本病或加重病情。应多食新鲜水果、蔬菜，保持大便通畅。

（3）应积极治疗原发疾病，如疖肿、毛囊炎、湿疹等。

（4）无论是颈部、腋部、脐部或是身体其他部位皮肤有破损或有湿疹，都应积极对症治疗，避免用力搔抓，因搔抓后可继发感染而形成脓肿。

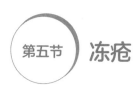

冻疮

冻疮，无论男女老幼皆可发生，且以儿童、妇女发病居多，天气转暖渐愈，易复发。多因体质虚弱，阳气不足，或静坐少动，寒气侵袭，以致气血运行不畅，遂致寒凝瘀滞所引起。

临床表现

局部皮肤发凉，苍白红肿，或有蚕豆大小钱币样斑块、硬结，边缘焮红，中央青紫，自觉灼痛、瘙痒或麻木，继则出现紫白疱，久则腐烂、溃疡、流水流脓，每至冬令，在老疱处易于复发。本病多发生于手背、手指、足跟足趾、耳郭等暴露部位处。

熏洗法

（1）桂椒汤

药物组成 桂枝、苏木各100g，生姜、细辛、艾叶、当归、花椒各60g，辣椒6枚，樟脑30g，75%乙醇3L（白酒亦可）。

用法 用法有二。一是煎剂：此方除樟脑、乙醇，有皮损者再去辣椒，水煎洗患处，每日洗2～3次，效果更好，剂量酌减。二是酊剂：将上药放入乙醇内浸泡7日以上（密闭浸泡，时间越长效果越显著），治疗时用棉球蘸药搽患处，每日搽3次。

功效主治 温经散寒，活血通络。主治冻疮。

（2）冻疮洗剂

药物组成 干姜150g，杜仲、刘寄奴各50g，桂枝、赤芍各60g，木通、当归、白鲜皮、花椒各30g。

用 法 上药共研粗末，和匀，每袋装入40g，收贮备用。用时每取1袋，加清水500ml，煎数沸，将药液倒入盆内，待温浸泡患处，每次20分钟。每日浸洗1～2次，水温以45～50℃为宜。

功效主治 活血化瘀，消肿止痛。主治未溃疡冻疮、脉管炎、动脉硬化症。

（3）冻疮外洗方

药物组成 白矾、生姜各30g，乳香15g，当归、赤芍各12g，防风、甘草、荆芥、桂枝、艾叶各10g，红花、细辛各9g。

用 法 上药加清水1.5L，煮沸5～10分钟，将药液倒入盆内，趁热熏洗浸泡患处，每次熏洗20分钟，下次用时，将药液（去渣）加水适量，煮沸后，趁热熏洗患处，并浸泡。每日1剂，熏洗2次。

功效主治 温经通络，活血化瘀，消肿止痛，生肌敛疮。主治冻疮，无论已溃未溃者均可用之。

（4）甘桂汤

药物组成 甘草、麦芽各2份，桂皮、艾叶各1.5份，花椒0.5份，樟脑适量。

用 法 上药共研粗末，和匀，每袋装入10～15g，收贮备用。用时每取1袋，冲入沸开水1～1.5L，待药温40～45℃，浸洗患处20～30分钟，并适当按摩局部皮肤。要不时添加温水，保持药液温度。每日浸洗2～3次。

功效主治 温经散寒，通经活络。主治冻疮初起未溃者。

注意事项

（1）注意防冻、保暖，避免潮湿，不穿过紧鞋袜。选择透气性能好的鞋，不要太紧，并注意保持干燥；潮湿后及时更换，换过的鞋子要放在通风的地方或让阳光晒晒。

（2）坚持体育锻炼，增强抗寒能力。

（3）受冻后不宜立即用热水浸泡或取暖烘烤。

（4）冬季要注意对身体暴露部位的保暖，经常涂润肤霜。

（5）每晚坚持热水足浴1次，可加强局部血液循环，有效地预防冻疮发生。

（6）伴有其他相关性疾病时应积极治疗。

（7）对反复发作冻疮者，可在入冬前用亚红斑量的紫外线或红外线照射局部皮肤，促进局部血液循环。

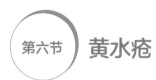

第六节　黄水疮

黄水疮，又叫做脓疱疮或浸淫疮，多发生在夏秋季节，尤以儿童为多见。多因心脾湿热蕴蒸肌表，复外感风邪，或素体血虚，复感风湿之邪所诱发，或肺胃蕴热，外受湿毒，蕴蒸肌表所致。

临床表现

本病随处可生，尤以头面、四肢以及胸腹居多。始如黄豆样大脓疱，边缘潮红，瘙痒异常，抓破流黄水，或浸淫成片，淋漓不净。

熏洗法

（1）马菊外洗方

药物组成　地丁草、马齿苋、野菊花（或叶）、蒲公英各适量。

用　　法　先用马齿苋50g，加水500ml，煎数沸，取汁外洗患处。然后用野菊花、地丁草、蒲公英擂汁外搽患处。洗后再搽，每日3～4次。

功效主治　清热解毒。主治脓疱疮。

（2）蛇床苦参汤

药物组成　蛇床子、苦参各30g，黄柏、苍术、川椒各15g，蝉蜕10g，轻粉0.5g。

用　法　上药水煎3次，趁热取汁分早、中、晚3次熏洗患处，每次10分钟左右。每日1剂，至愈为止。

功效主治　清热燥湿，杀虫消炎。主治脓疱疮。

附　注　如配合内服清热解毒药，疗效更佳。

（3）蒲公解毒煎

药物组成　紫花地丁、蒲公英各30g，黄芩、黄柏各15g。

用　法　上药加清水1L，煮沸30分钟取汁，再加水500ml，煮沸30分钟，去渣取汁，合并2次药液，用药液涂洗患处，每日洗3～5次。

功效主治　清热解毒，燥湿敛疮。主治小儿脓疱疮。

附　注　使用本方药液洗后，不要用其他水清洗，以保持药力。禁止用热水及肥皂水烫洗疮面。忌食辛辣刺激食物。

（4）外洗方

药物组成　①千里光100g，三颗针、功劳叶各50g，地肤子30g，白芷20g；②薏苡仁5g，苦参、甘草各9g，大黄6g；③千里光、扛板归、防风各50g，野菊花、忍冬藤各25g，夏枯草20g。

用　法　随证选用。上药加水500ml或1.5L，煎沸5～10分钟，将药液倒入盆内，待温淋洗患处，每次洗15～30分钟。每日1剂，每日洗2～3次。

功效主治　方①清热燥湿，祛风止痒；方②清热利湿；方③清热解毒，祛风胜湿。主治脓疱疮。

注意事项

（1）患处禁止碰水，不要用水洗或洗澡，避免再次感染。托儿所、幼儿园应定期检查，发现患儿应立即隔离治疗。

（2）大量出汗后要洗澡更衣。不要过多使用碱性肥皂，以免去脂过多，降低皮肤的屏障功能。浴后扑痱子粉，保持皮肤干爽、清洁。被蚊子叮咬或患有湿疹者，要避免搔抓。勤洗手、勤剪指甲，戒除抠鼻等不良习惯。

（3）帮助患儿保持愉快、良好心态。本病有反复不愈倾向，有时还会进一步扩散。

家长要帮助患儿减轻心理压力，避免焦虑、忧郁、恐惧、自卑等不良情绪。放松心情，保持平稳的心态，增加战胜疾病的信心，可以更快地帮助痊愈。

（4）患儿全身泛发水疱，组织液丧失，加上口腔黏膜损害，妨碍进食，使蛋白质摄入减少。因此患儿应多食高蛋白、高维生素的流食或半流食，如牛奶、豆浆、水果、蔬菜汁等，禁食辛辣、刺激性食物。

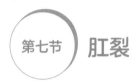

第七节 肛裂

肛裂，指的是肛管齿状线以下的皮肤破裂，为肛门疾病中的常见病症，本病好发于肛口正中线前后，多见于20～40岁青壮年。

临床表现

便时剧痛，或痛如刀割，便后缓解，片刻复作，或一痛数小时。肛裂口色鲜红，或凹凸，边缘如肛口，或灰白色，创面较浅，边缘整齐，或伴便血，或并发肛痈、肛瘘等。

熏洗法

（1）荆防肛裂汤

药物组成 陈艾叶、荆芥、防风、花椒各30g，透骨草60g，葱白（后入）5根。

用　法 上药加水2.5L，煮沸10分钟后，将药液倒入盆内，趁热先熏后洗肛门患处，待药液稍凉后，以棉纱布蘸取药液擦洗肛门及其周围，也可浸洗、坐浴，每次30～60分钟。每日熏洗2～3次，每剂可用

2日，4～5日为1个疗程。

功效主治　祛风除湿，治裂止痛。主治肛裂。

附　注　若熏洗后，在肛门周围涂些润滑的油剂或消炎药膏，则疗效更佳。

（2）肛裂止痛汤

药物组成　鲜臭蒲根60g，乳香、没药各2g，冰片、樟脑各3g。

用　法　先把臭蒲根捣成绒状，与其他药一并放入痰盂内，冲入沸开水500～1000ml，溶化，趁热坐在痰盂上熏蒸患处，待微温时将药汁倒入盆内，坐浴5～10分钟，每日熏洗2～3次，大便后加洗1次。

功效主治　消肿止痛，解毒散瘀。主治肛裂，血栓痔。

（3）黄柏煎

药物组成　黄柏30g，苍术、苏木各20g，制乳香、侧柏叶、没药各15g，苦楝皮12g。

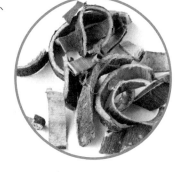

用　法　把上药放入砂锅内，加清水3～4L煎至2～3L，将药液倒入盆内，先熏蒸肛门，待温度适宜时，再坐浴，每次20～30分钟，每日早、晚各1次。每剂药可用2天。

功效主治　止血，清热，止痛。主治肛裂。

（4）肛裂坐浴散

药物组成　五倍子30g，明矾、大黄各20g，川椒、黄柏各15g，红花、赤芍、白及、乳香、没药各12g，痛甚者加川乌、草乌各12g。

用　法　先把上药放入砂锅内，加清水2.5L，煎煮15～20分钟后纱布过滤。将药液倒入坐浴盆内，趁热熏蒸肛门，待药温不烫皮肤时，再坐浴。坐浴时使肛门向上收缩，再向下放松10～20次。将肛裂创面的粪便彻底洗净，然后，手拿纱布向上按揉肛门片刻，擦净即可。应用时，常规消毒，局麻、扩肛，把溃疡裂口扩成新鲜创面为宜。通常扩3～4cm。按压复位后，创面敷凡士林油纱布加压包扎。术后用本方熏洗5~7日，每日2次，每次15~20分钟，并养成每日大便1次的习惯。裂痔创面熏洗之后，清洁换药，以至痊愈。

功效主治 活血消炎，收敛止痛。主治陈旧性肛裂。

附 注 新鲜肛裂，可用两面针、十大功劳叶各等份（一般各30g），煎水坐浴30分钟。每日2次，浴后敷生肌膏。

（5）肛裂熏洗方

药物组成 苦参、金银花、陈艾叶、蛇床子各30g，蒲公英18g，桑叶12g，花椒、杭菊花各6g，黄芩15g。

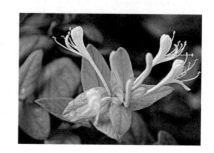

用 法 上药加清水适量（约1.5L），煎煮30~50分钟，把药液倒入盆内，趁热熏洗肛裂处，每次熏洗30分钟。隔日1次，第2日大便后用温盐水清洗肛门，上九华膏（中成药）纱条，6次为1个疗程。

功效主治 清热解毒，祛湿杀虫，消肿止痒。主治肛裂。

注意事项

（1）注意肛门清洁卫生，养成便后及时清洗肛门的习惯。

（2）保持轻松愉悦的心态很重要。

（3）养成每天定时排便的习惯，多食蔬菜，以保持大便通畅。

（4）经常肛裂患者要使大便畅通，干硬粪块形成后，不要努挣排便，可选择温盐水灌肠，或液状石蜡灌肠，或用开塞露注入肛内，滑润排便。但禁用剧泻剂。

（5）经常肛裂患者要不吃辛辣刺激食物，少喝酒，食不可过精，要粗细粮搭配，尽量多摄入蔬菜等富含纤维的食物，可使大便保持正常。

（6）及时治疗引起肛裂的各种疾病，如溃疡性结肠炎等病症，避免肛裂发生。

（7）对便秘的治疗是预防肛裂复发的重要途径。

（8）经常肛裂的患者应及时治疗肛隐窝炎，以防止感染后形成溃疡及皮下瘘。

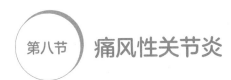

痛风性关节炎

> 痛风性关节炎，为尿酸盐在关节及关节周围组织以结晶形式沉积引起的急性或慢性炎症反应。属中医学中"痹证"范畴。

临床表现

关节红、肿、痛、热，且疼痛剧烈，反复发作，尤以跚趾关节为甚。疼痛常发生在夜间，特别是黎明前，关节活动受限，常伴有发热、寒战、局部关节肿胀、发红、触之剧烈疼痛，经检测血尿酸增高。

熏洗法

（1）当归透骨汤

药物组成 泽兰叶、片姜黄各20g，当归、防风、五倍子、苦参、黄柏、土茯苓、白鲜皮、急性子、蒲公英、透骨草、侧柏叶各15g。

用　法 上药加清水1.6L，煎煮40分钟，滤出药液800ml，于35℃左右时浸洗关节疼痛处。每次1小时，每日3次。每日1剂。

功效主治 清热利湿，凉血活血，消肿止痛。主治痛风性关节炎。

（2）温通洗剂

药物组成 生川乌、生草乌、生南星、生半夏、艾叶各30g，生附子15g。

用　法 上药加清水2L，浸泡1小时后，以文火煎煮45～60分钟，取出药液，倒入盆中，熏洗患处（先熏后洗），每次熏洗30分钟。每日1剂，每剂可熏洗2次，7日为1个疗程。

功效主治 祛风除湿，温经通络，软坚散结。主治痛风性关节炎。

| 附　注 | 本方有剧毒，切忌溅入口、眼、鼻、耳内，严禁内服。 |

（3）痛风宁

| 药物组成 | 制大黄、海桐皮各30g，马钱子、生半夏、艾叶各20g，红花15g，王不留行10g，葱须3根。 |

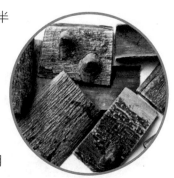

用　法	上药加清水3.5L，煎沸45～60分钟，取出药液，倒入盆内，趁热熏洗患病部位（先熏后洗），每次熏洗30分钟。每日熏洗2次，每剂可用2日，10日为1个疗程。
功效主治	祛风除湿，通络清热，消肿定痛。主治痛风性关节炎。
附　注	本方有剧毒，切不可内服。如果患处有创口，最好暂时不用。孕妇慎用。同时忌饮啤酒，忌食富含嘌呤、蛋白质的食物。

（4）痛风验方

药物组成	北细辛、生草乌、生附子、路路通、八角枫、九节风、鸡血藤、白通草、黑马草、花椒根（若用花椒则减半）各15g。
用　法	上药加清水2L，浸泡1小时后，以文火煎煮30分钟，取出药液，倒入盆中，趁热熏洗患处（先熏后洗），每次熏洗30分钟。每日1剂，每剂可熏洗2次，7日为1个疗程。
功效主治	祛风除湿，温经散寒，通络止痛。主治痛风性关节炎。
附　注	本方有剧毒，切忌溅入口、眼、鼻、耳内，严禁内服。

（5）枝乌甘草汤

药物组成	生甘草50g，徐长卿、桂枝、桑枝、艾叶各30g，生川乌、生草乌、生半夏各20g。
用　法	上药加清水2～3L，煮沸10～15分钟，倒入脚盆中先熏后洗患处，每次20～30分钟，每日2次，每日1剂，7天为1个疗程。
功效主治	祛风散寒，消肿止痛。主治痛风性关节炎。

注意事项

（1）关节疼痛时卧床休息，疼痛缓解3日后开始恢复活动。在发作时避免关节负重，抬高患肢，可局部冷敷，24小时后可行热敷、保暖、理疗，减少疼痛。

（2）多饮水，每日饮水量应大于2L。适量服用碱性药如碳酸氢钠，以碱化尿液，促进尿酸排泄。服用该药期间注意监测尿液的pH，最好数值在6.5~6.8。

（3）低嘌呤、低盐、低脂、低蛋白饮食，并应戒酒，多吃碱性食物，以防痛风急性发作，并有利于尿酸排泄。

（4）禁止熬夜。熬夜使得人体呈酸性环境，不利于尿酸排泄，会诱发痛风。

（5）发作期及时消炎止痛。

（6）定期监测血、尿酸水平和尿液的pH，定期就诊。长期服药者还应常查血象和肝肾功能，以观察药物不良反应。

（7）避免情绪紧张、寒冷、饥饿、感染、创伤等因素，以免疾病复发。

（8）积极防治相关疾病，如糖尿病、肥胖、高血脂和高血压等。

（9）避免使用吡嗪酰胺、乙胺丁醇、利尿剂、水杨酸类药物，以免引起继发性高尿酸血症。

 第九节　肩关节周围炎

肩关节周围炎也叫肩周炎，是以肩关节疼痛和功能障碍为主要症状的常见病症，常为单侧发病，有时也可双侧同时发生。依据病理变化，可将本病病程分为3个阶段，即早期、冻结期和恢复期。

临床表现

肩关节疼痛或酸痛，或有轻微肿胀，提物无力，在进行外展、上举、后伸和前旋等活动时疼痛加剧。局部有广泛性压痛。早期以疼痛为主；后期以功能障碍为主，活动受限。

熏洗法

（1）防风姜黄煎

药物组成 伸筋草60g，防风、姜黄、钩藤、白芍、甘草各30g。

用　法 上药加清水2L，煎沸20分钟，取出药液，倒入盆中，以毛巾蘸取药液擦洗患处，冷则加热，反复擦洗，每次洗30分钟。每日3～4次，每剂药可用2日，10日为1个疗程。

功效主治 祛风除湿，活血通络。主治各型肩关节周围炎。症见肩关节肿胀、疼痛、麻木、活动受限。

附　注 局部痛甚者，加乳香、没药各30g；肩周肌肉麻木者，加天麻30g，全蝎15g；活动受限者，加桑枝、鸡血藤各30g；天气变化时加剧，加秦艽、汉防己各30g；病情顽固者，加蜈蚣、土鳖虫各20g。

（2）漏肩风熏洗验方

药物组成 鬼箭羽、晚蚕沙各15g，红花、桂枝、宣木瓜各9g，黄酒250ml。

用　法 上药加清水适量浸泡15分钟，再加水1.5L、黄酒煎煮沸后，趁热熏洗患处（先熏后洗），冷则加热，再熏再洗，每次熏洗15～30分钟。每日熏洗2次，每剂可连用3日。

功效主治 祛风散寒，活血化瘀，通经活络。主治肩关节周围炎，并治风湿痹痛。

注意事项

（1）注意肩部保暖，受凉常为肩周炎的诱发因素，中老年人更应重视保暖防寒，勿使肩部受凉。

（2）治疗期间应加强功能锻炼，如肩关节外展、上举及后伸等，防止过度劳累。

（3）在发作期间不要提抬重物，减少肩部活动，使疼痛缓解。

（4）纠正不良姿势，对于经常伏案工作的人，应注意调整姿势，避免造成慢性劳损。

（5）睡觉时应尽量避免患侧肩部长时间受压。

股动脉硬化症

股动脉硬化症，一般发于50岁以上的人（糖尿病患者可发病较早），中医学无此病名，但据其病理特点，可归属中医学的血瘀证范围。

临床表现

下肢疼痛，不能久站，间歇性跛行，休息时痛，股动脉搏动减弱，腘动脉和足背动脉搏动减弱甚至消失，严重时可导致足趾溃疡与坏疽。

熏洗法

（1）活血温经汤

药物组成　艾叶50g，丹参、当归、红花各30g，制附子、土鳖虫、川乌、独活、海桐皮、吴茱萸、川续断各15g，川牛膝10g，葱白（连须）3根。

用　　法　上药加清水2.5~3L，煎沸10分钟后，将药液倒入足盆内，先熏后洗，再坐浴。每次20～30分钟，每日2次，10天为1个疗程。一般连治3～5个疗程。

功效主治 祛风除湿，温经散寒，活血通络。主治股动脉硬化症。

附　注 若配合按摩、梅花针叩刺和艾条温灸等综合治疗患部，可以提高疗效。注意保暖，忌食生冷食物。

（2）外洗方

药物组成 吴茱萸15g，海桐皮、艾叶、生川乌、生姜各12g，红花、桂枝、川续断、荆芥、羌活、防风各9g，当归尾6g，细辛3g，生葱连须5条。

用　法 上药加清水2L，煎沸5～10分钟，取出药液，倒入盆中，再加米酒、米醋各50ml，趁热洗患处，每次30分钟，每日2次。

功效主治 祛风活血，通络止痛。主治股动脉硬化症，风寒湿痹，肢节疼痛，瘀痹。

附　注 治疗本病宜配以益气活血，祛瘀通脉的内服方药：黄芪、太子参各30g，丹参、牛膝各15g，赤芍12g，威灵仙、桃仁各9g，红花、土鳖虫、当归尾各6g，每日1剂，水煎服。如郁久化热则用牡丹皮、银花藤以清络热；如脾肾两虚则选加淮山药、云苓、杜仲、川续断等温补脾肾；脉络郁结可用豨莶草、宽筋藤以舒筋通络。

注意事项

（1）改变不良生活习惯，戒除烟酒等不良嗜好。有高血压、糖尿病的患者要控制好血压、血糖。

（2）加强肢体功能锻炼，但要循序渐进，常用散步法（20～30分钟）或运动法（患肢抬高1～2分钟，下垂2～3分钟，平卧2分钟），每日数次。

（3）患肢要注意保暖，但切忌热敷或理疗，这将加重肢体缺血。

（4）股动脉硬化症为全身动脉硬化的表现，常合并冠心病、高血压、糖尿病、高脂血症等，这些都可加重动脉硬化的程度。为预防术后再狭窄的发生，需定期复查。

（5）股动脉硬化症患者要控制体重。超重及肥胖者应通过采取健康的生活方式、增加体力活动等措施减轻体重，降低脑卒中发病的风险。

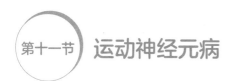

第十一节 运动神经元病

运动神经元病，为一种影响运动神经元的慢性变性疾病，表现为进行性肌肉萎缩、肌力减退和锥体束的损害。属中医学"痿证"范畴，多因燥热伤津，肝肾阴亏，精血亏耗等因素所致。

临床表现

局部肌肉萎缩，侧索硬化，舌干少津，肌肤干枯，或握固无力，手足颤抖，或肌肉消瘦，面浮气短等。

熏洗法

（1）浸浴方

药物组成 鲜生姜适量。

用 法 用鲜姜捣烂成汁，每次取姜汁20～30ml，倾入浴盆内，兑入热水，待温，让患者浸浴擦洗10～15分钟。水冷频加热水。每日浸洗1次。

功效主治 温经散寒。主治运动神经元病。

附 注 若能配合按摩，口服对证汤剂，效果尤佳。

（2）艾熏方

药物组成 鲜艾叶适量。

用 法 以大量鲜艾叶铺于床上，上罩一床单，让患者裸身而卧，覆以棉被，使之产生热气，熏蒸令其汗出。熏蒸时注意口鼻外露。汗出即止，每日1次。

功效主治 温经散邪，活血通络。主治运动神经元病。

附 注 若能配合按摩，口服对证汤剂，效果尤佳。

注意事项

（1）平时注意调畅情志，保持心情愉快。

（2）饮食宜富含蛋白质、维生素和足量的糖类及微量元素，以确保神经肌肉所需营养，有益于延缓病情进展，且可减少并发症的发生。

（3）鼓励早期患者坚持工作，并进行简单锻炼和日常活动。避免过于剧烈的用力、活动及高强度的锻炼等。

（4）疾病中期讲话不清，吞咽稍困难者，宜进食半固体食物，因为流质食物易引起咳呛，固体食物难以下咽；更应注意口腔卫生，避免口腔中有食物残渣留存。

（5）晚期患者吞咽无力，讲话费力，甚至呼吸困难，应给予鼻饲以确保营养，必要时用呼吸机辅助呼吸。一旦发生呼吸道感染，必要时立即进行气管切开，便于清除气管内分泌物，借助器械以维持呼吸功能。

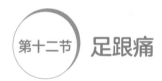

第十二节 足跟痛

足跟痛不是一个单独的疾病，它指的是各种足跟部疾病引起的一种症状，由骨本身及周围软组织疾患所致。由于足跟骨负荷全身重量，着地处皮下有致密发达的脂肪垫，后部有滑囊，底部有跖筋膜和趾短屈肌附着，所以，不少原因均可引起足跟痛症。常见的有足跟骨骨刺、足跟脂肪垫炎、足跟部滑囊炎、足跟腱周围炎、足跖筋膜炎等。

临床表现

足跟痛起病缓慢，多表现为单侧或双侧足跟痛或脚底部酸胀或针刺样痛，行走不便，不红不肿。疼痛在早上起床后站立时较重，行走片刻后疼痛减轻，但是行走过久疼痛又加重，可伴足底紧张感或胀麻感，得热则舒，遇冷加重。

1．肝肾亏虚型

　　肝肾及其分支别络绕跟部行走，肝主筋、主藏血，而肾主骨、精生髓。年老之体，肝肾不足，精血亏血，经脉失充，则筋失所养，骨失所主，骨萎筋弛，所以站立或行走时跟部隐痛、酸痛、乏力，疼痛喜按，触之痛减。

2．气滞血瘀型

　　各种原因导致局部血行缓慢，瘀血阻滞，脉络被阻，气血运行不畅而痛，且痛有定处，疼痛拒按，行走受限。

3．寒凝血淤型

　　气血运行缓慢，复感寒邪，寒主凝滞、主收引，导致经络被阻、气血凝滞不通而痛，疼痛拒按，喜热怕冷。

熏洗法

（1）顾足汤

> **药物组成**　乌梅50g，白芷30g，苏木20g，伸筋草18g，补骨脂15g，白芥子、川芎、吴茱萸、五味子、透骨草各10g。

> **用　　法**　上药水煎取汁，倒入盆内，趁热熏洗患足。每日1剂，每日2次，每次不少于30分钟。

> **功效主治**　软坚散结，化瘀通络，祛风止痛。主治足跟痛。

（2）透骨祛痛液

> **药物组成**　大黄、威灵仙、独活、川牛膝、透骨草各30g，细辛20g。

> **用　　法**　上药加清水1～1.5L先煎，煎好后取汁倒入足盆内，加入芒硝50g，趁热先熏蒸患足跟，待温，再将患足放入盆中浸洗，水温下降后，可加温再洗，每

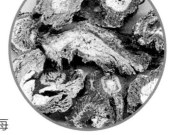

次40~60分钟，每日2次。每剂药可连用3日，7剂药为1个疗程。

功效主治 活血祛瘀，软坚散结，除湿通络。主治跟骨疼痛。

（3）土茯苓汤

药物组成 土茯苓、白芷、防风、大蒜（蒜瓣子）、艾叶、桑树枝、透骨草各30g。

用　法 上药加清水2.5L，煎沸5~10分钟，取出药液，倒入盆中，上盖方巾布，趁热先熏后洗患处，再浸泡，每次熏洗30~40分钟。每日熏洗1~2次，每剂可用2次。

功效主治 祛风利湿，温经止痛。主治足后跟疼痛。

注意事项

（1）急性足跟痛应卧床休息，缓解后也应减少行走、站立和负重。

（2）温水泡脚，有条件时辅以理疗，可以减轻局部炎症，缓解疼痛。

（3）选择鞋底柔软舒适的鞋子，在足跟部应用厚的软垫保护，以减轻局部摩擦、损伤。

（4）经常做脚底蹬踏动作，增强跖筋膜的张力，加强其抗劳损的能力。

（5）当有持续性疼痛时，应该口服一些非甾体类抗炎镇痛药物。

（6）若疼痛剧烈，影响行走时，局部封闭治疗为更快的治疗方法。

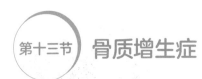

第十三节　**骨质增生症**

骨质增生症，又称"骨刺"，古称"骨赘"，是一种慢性骨质生长异常退行性疾病。中老年人发病居多，好发于脊柱、髋关节、膝关节、跟骨结节等处。

临床表现

本病起病缓慢，没有全身症状，多发于50岁以上的中老年人。常为多关节发病，也有单关节发病者。受累关节可有持续性隐痛，活动增加时加重，休息后好转。疼痛常不严重，气压降低时加重，跟气候变化有关。有时可有急性疼痛发作，同时有关节僵硬感，偶尔可发现关节内有摩擦音。久坐后关节僵硬加重，稍活动后好转，也叫做"休息痛"。后期关节肿胀、增大，运动受限，很少完全强直，通常表现为骨阻滞征。

熏洗法

（1）羌归二乌汤

药物组成 五加皮、羌活、当归、乌梅、炒艾叶、防风、炙川乌、地龙、木通、萆薢、川椒各30g，生姜（捣烂）150g。

用法 上药用纱布包裹后，放入大小适中的搪瓷盆中，加冷水（约盆容积的2/3）后置火上煮沸。沸腾后5分钟左右将盆离火置地上，趁热熏蒸患处。稍冷后（以不烫手为度），用药汤浴洗患处，并轻轻揉按患部。腰椎增生性关节炎则用纱布口罩2个，蘸药汤交替热敷患处。每日1~2次，每剂药可用5~7日。

功效主治 祛风除湿，温经散寒，活血通络。主治增生性关节病。

（2）骨刺浸剂

药物组成 地鳖虫40g，五灵脂、制草乌、白芥子、三棱各30g，威灵仙、楮实子、马鞭草、苏木、海带、蒲公英、皂角刺、延胡索、汉防己各60g，食醋100ml，鲜葱100g。

用法 上药加清水适量（约3L），用武火煎沸后，再煎3~5分钟，将药液倒入脚盆内（先将鲜葱连须洗净切碎放入脚盆内，再加入食醋后，即倒入药液），或连渣一起倒进放有醋葱的脚盆内，趁药温适度时，嘱患者将患肢足跟放进药液内浸泡30~60分钟，浸后揩干。每日浸泡2次。继续浸泡时，可将药液再煎沸后用。每剂用2日后，再换新药，如上法用之，至愈为度。

| 功效主治 | 软坚散结，消炎止痛。主治足跟骨刺。 |
| 附 注 | 注意防止药温太高，烫伤足部；同时对其他部位骨刺，不能浸泡，可以改用毛巾或纱布多层，浸透药液，热敷患处。孕妇忌用。 |

（3）透骨归红煎

药物组成	当归、红花、桃仁、白芷、羌活、乳香、没药、郁金、透骨草、降香、木瓜、补骨脂、䗪虫、黄柏、青盐各12g。
用 法	上药加水1.5L煎至1L，将药液倒入盆中，趁热先熏后洗，再浸泡患足，每次30分钟，每日2次，15天为1个疗程。
功效主治	祛风除湿，活血散瘀，通络止痛。主治足跟骨刺。
附 注	又用威灵仙、苏木香、香樟木各30g。加水煎汁，稍浓缩，然后加水适量及米醋500ml，加热后浸泡患处，每次20～30分钟，每日1～2次，或热敷患处。

（4）骨刺熏洗方

药物组成	威灵仙60g，乌梅、石菖蒲各30g，独活、艾叶、羌活、白英各20g，红花15g。
用 法	上药用食醋500ml浸泡片刻，再加清水2.5L煎煮，数沸后将药液倒入盆内，趁热以布盖足熏之，至药水不烫手时，再将足跟浸泡在药液中30分钟。拭干后以拇指用力按摩患处1分钟。每日1次，每剂可连用8次。
功效主治	祛湿散寒，温经通络。主治跟骨骨刺。
附 注	又用夏枯草50g入食醋1L中浸泡2～4小时，然后煮沸15分钟，趁热先熏后洗患处。每次熏洗20分钟，每日1～3次。用于治疗足跟痛、跟骨骨刺，通常用药3～8剂疼痛即可缓解或消失。

（5）海桐皮汤

| 药物组成 | 海桐皮、透骨草各18g，乳香、没药各12g，当归、川椒各15g，红花、威灵仙、川芎、防风各10g，甘草、白芷各6g。 |
| 用 法 | ①熏洗：上药加水4.5L，文火煎至4L，取药液倒入盆内，加入陈醋50ml，将患足放于盆上，以湿毛巾覆盖，熏蒸患足，待温度适宜时，再浸泡或淋洗。此法适用于膝关节及踝关节部。②敷熨：上药加 |

水2L煎至1L药液，不去渣，加入陈醋50ml，将药液倒入盆中加盖保温，或加热待用。将药渣倒在毛巾上裹热，温度适宜时，敷熨患处，凉了再浸入药液中，再敷熨或热敷，此法适用于各个部位。以上两法，都是每日1剂，每次20分钟，每日2~3次，7天为1个疗程。每疗程休息2天，再行下一个疗程。一般用药1~6个疗程。

功效主治 温经散寒，祛风通络。主治骨质增生症。

附　注 本方能针对风、寒、湿、瘀的病因进行治疗，具有温经散寒，祛风湿，通经络，消肿止痛之功效，加之陈醋能软化骨刺，散结止痛，滑利关节，通过外治药达病灶，故用之效佳。本方法对于合并其他内、外、妇科等疾病者，如高血压、冠心病等十分适宜。要控制药液温度以免烫伤。通常来说，耐受的温度越高，疗效越好。

（6）五鲜熏洗方

药物组成 鲜韭菜、鲜虎杖茎叶、鲜水菖蒲根、鲜蒴藋茎叶各500g，鲜威灵仙300g。

用　法 先将上药洗净，晾干，切碎捣烂，绞汁贮存，然后将药渣用清水2L煮沸备用。用时取新红砖1块，烧红，放在大瓦钵中，将以上所取药汁浇在烧红之砖上，嘱患者速穿上新草鞋，踏在钵内之砖上，并用厚毛巾覆在足背之上而熏之，待药液不烫时，取出砖，脱去草鞋，将足放在药液中浸泡，直到药液微温为止。每周用药共7剂，第1日应按上述过程进行。以后每日只需取药1剂，用清水5L煮沸，倾入盆中，盆中放一小木凳，患者赤足踏上，先熏后洗患处即可。

功效主治 温经通络，软坚散结。主治足跟骨刺疼痛。

（7）蜈蝎透骨汤

药物组成 透骨草50g，虎杖30g，红花20g，全蝎15g，蜈蚣10条，桂枝、没药各10g。

用　法 上药加清水1.5L浸泡1小时，用武火煎沸20分钟，将药渣捞出后，趁热熏洗患处，以出汗为度。然后用毛巾蘸药液敷患处，再将患处置于温药液中泡30分钟。每晚睡前治疗1次，每剂药可用5次，10次为1个疗程。

功效主治 搜风祛湿，活血通络。主治增生性关节病。

（8）透骨通煎

药物组成 透骨草、路路通、寻骨风各30g，苍术、三棱、独活各20g，细辛、生川乌、生草乌各15g。

用　法 将上药装入布袋内，放入砂锅中，加水2.5L，煎沸30分钟。取药液倒入盆中，将患足置盆上熏蒸（上盖布巾以防热气散失），待药液温度降至50℃时，将患足浸泡在药液中，并用手不断地搓揉患足。每次30分钟，每日2次。每剂药可用2天，连用5剂。

功效主治 温经散寒，活血化瘀，祛风除湿。主治跟骨骨刺、跟骨结节滑囊炎、跟部脂肪垫炎、跖筋膜炎等。

（9）三号熏洗方

药物组成 透骨草、海桐皮、乳香、苦参、桑寄生、草河车各150g，泽兰、紫花地丁、伸筋草各200g，生川乌、三棱、莪术、生草乌各250g，急性子350g，防风100g，苍耳子500g。

用　法 上药共研细末，贮瓶备用。用时每取本散120g，加清水2L，煎至1.5L，趁热熏洗足跟部（先熏后洗），每次熏洗40分钟，每日1次。

功效主治 祛风利湿，化瘀散结，通络止痛。主治足跟骨刺疼痛。

（10）骨刺浸剂

药物组成 威灵仙、苏木、海带、皂角刺、楮实子、马鞭草、延胡索、汉防己、蒲公英各60g，土鳖虫40g，五灵脂、白芥子、制草乌、三棱各30g，食醋100ml，鲜葱100g。

用　法 先将中药加水约2倍量，用旺火煮沸后，再煎3～5分钟即可；然后把鲜葱连根须洗净，折断放足盆内，再倒入食醋约100ml，将煎好的药汁连药渣一起倒进放有醋葱的足盆内待用；趁药液温热时，把患足跟放进药内浸泡30～60分钟，浸后揩干。每日浸2次，再用再煎。每剂药可用2日。

功效主治 活血化瘀，软坚散结，消肿止痛，祛风散寒。主治跟骨骨刺、跟部筋膜炎、跟腱炎。

附　注 浸足时，药液不宜太热，防止烫伤。孕妇禁用。

注意事项

（1）在急性期老年人应节制饮食，保持适当的体重，避免肥胖。

（2）在急性期疼痛加重，要尽量减少受累关节的活动量，患者可以适当卧床休息，来减少受累关节的机械性刺激。

（3）在急性期要尽快用药，采用口服与外用药综合疗法控制病情的发展。

（4）病情在恢复期间，要防止受潮、受凉等环境因素刺激导致病情的复发。另外，可以适当增加户外活动，尽量避免长期卧床休息。

（5）均衡饮食。多摄取富含抗氧化剂的食物如芒果、甜瓜、木瓜、葡萄、橘子、凤梨、香蕉、草莓、番茄、包心菜、马铃薯等。生物类黄酮可以预防自由基被破坏，减缓发炎反应，加速运动伤害的复原及强化胶质的形成。

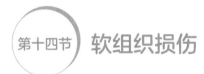

第十四节　软组织损伤

软组织损伤，多是就关节、腰肋部损伤而言，是外科中的常见疾病。多因拳击、碰撞或举重、挑担用力过度，或攀登、弯腰、旋转、闪跃等动作不当所致。

临床表现

关节、腰、肋部疼痛，转侧活动或咳嗽时疼痛加剧，或刺痛、隐痛，痛有定处，压痛明显，或伴有红肿、青紫等症。

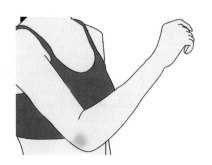

熏洗法

（1）海桐豨莶汤

药物组成 伸筋草、透骨草各30g，秦皮、三棱、莪术、红花、牛膝、海桐皮、豨莶草、黄柏各15g。

用　法 上药加清水2.5L，煎沸20分钟后，把药液倒入盆内，趁热熏洗患处，每次15～30分钟。每日熏洗3次，每剂可用5～6次。

功效主治 活血通络，消肿止痛。主治下肢局部软组织损伤，挛缩疼痛。

（2）桃仁熏洗方

药物组成 乳香、桃仁、没药各10～16g，红花7～13g，独活、羌活各13～15g，防己25～32g，苏木32g。

用　法 上药加清水2L，煎沸5～10分钟，将药液倒入盆内，趁热先熏后洗患处，每次熏洗20～30分钟。每日熏洗2次，每剂可用2日。

功效主治 祛风除湿，活血通络，消肿止痛。主治急、慢性软组织扭挫伤，急、慢性化脓性感染，腱鞘炎，关节肿痛，陈旧性损伤及痔疮等。

附　注 如以血瘀、风湿肿痛为主者，可选加当归、鸡血藤、石楠藤、络石藤、透骨草等；创面以非脓性分泌物为主者，可选加苦参、蛇床子、防风、荆芥等；创伤面以脓性分泌物为主者，可选加黄柏、大黄等；有出血者（如痔疮出血），可选加地榆、槐花、白及等。

（3）舒筋活血汤

药物组成 桃仁、丹参、地龙、豨莶草、伸筋草、透骨草、木瓜各30g，当归、柴胡各20g，红花、荆芥、防风各15g，甘草10g。

用　法 将上药纳入盆内，用开水浸泡10分钟左右，或者加清水2.5L，煎数沸，将药液倒入盆内，待温时用其浸洗患处，每次浸洗40分钟，药凉加热后再用。每日1剂，每日浸洗3次。

功效主治 舒筋活血，消肿止痛。主治软组织损伤。

（4）伸筋草煎

【药物组成】 伸筋草、赤芍、鸡血藤、白芍、甘草各60g。

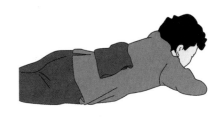

【用　法】 上药加清水3L，煮沸30分钟，将药液倒入盆内，以毛巾浸入药液中，浸透后取出，湿敷于患处；也可用毛巾蘸取药液，轻柔擦洗患处，直至皮肤发红、发热为度。每日2~3次，每剂可用2日，5日为1个疗程。

【功效主治】 活血通络，缓急止痛。主治急性腰扭伤，腰部疼痛，活动受限。

【附　注】 本方适用于各型腰扭伤，临床应用，可按照症状加味：腰部肿痛较剧加乳香、没药各60g；酸胀麻木加五加皮、海桐皮各60g；酸软无力加杜仲、续断各60g；筋肉挛急加丝瓜络、木通各30g；理气加延胡索、枳壳各40g；理血加三七、当归各60g。

（5）外洗方

【药物组成】 ①刘寄奴、益母草、苏木、红花、丹参、赤芍、防风、独活、花椒、透骨草、五加皮、姜黄各10g；②川乌、草乌、苍术、桂枝、独活、防风、艾叶、花椒、刘寄奴、红花、透骨草、伸筋草各10g。

【用　法】 新伤用方①，旧伤用方②。上药共研粗末，用纱布袋装入，扎口，加清水1.5~2L，煎数沸，将药液倒入盆内，趁热先熏后洗患处，或浸渍患处，洗后再用药包热熨患处。每次熏洗熨1~2小时。每日1剂，每日熏洗2次。

【功效主治】 方①活血散瘀，消肿止痛，适用于软组织损伤初期，局部瘀血肿胀疼痛者。方②温经散寒，活血通络，适用于软组织损伤日久，局部肿硬发凉，关节活动障碍及骨折延迟愈合者。

（6）消肿止痛汤

【药物组成】 紫花地丁、菊花、蒲公英、穿心莲各15g，芒硝10g，羌活、独活、细辛各9g，乳香、没药各6g。

| 用　　法 | 上药加清水2L，煎数沸，把药液倒入盆内，待温时浸洗患处。每日1剂，日洗数次。 |

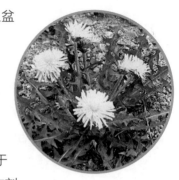

| 功效主治 | 清热解毒，消肿止痛。主治软组织损伤急性炎症。 |

| 附　　注 | 本方须因人因证适当加减。既可外用，也可内服，或内外并用。尤其对于不愿口服的患者，是非常适宜的外用方剂。 |

注意事项

（1）在日常生活中不要过度劳累，要注意劳逸结合，不要长时间保持同一个姿势或重复某个动作。

（2）中老年人参加体育锻炼，应量力而行，每次时间不要过长，以免引起受伤。

（3）锻炼身体时要选择合适的运动，应避免爬楼梯、爬山、踢毽子等容易对关节造成损害的运动。

（4）不要提、拉、抬、举过重的物品。行走，特别是上、下楼梯时要集中注意力，避免踩空造成膝、踝关节扭伤。

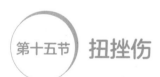 扭挫伤

扭挫伤，多就关节部损伤而言，是骨伤科常见的外伤病，尤以四肢踝、腕关节损伤为多见。多因跳跃、攀登或行走、搬物不慎而扭挫关节所致。

临床表现

关节损伤疼痛，甚至红肿、青紫，压痛明显，遇活动时疼痛尤剧。

熏洗法

（1）土鳖虫煎

药物组成 当归60g，艾叶40g，土鳖虫、地榆、黄柏、赤芍、金银花、白芍各30g，乳香、没药各15g。

用　法 上药加清水2.5L，煎沸10～15分钟，把药液倒入盆内，待药液稍凉时，即把患部浸入药液中泡洗，可持续30～60分钟。每日2～3次，每剂可洗用2日。

功效主治 活血化瘀，消肿止痛。主治急性踝关节扭伤（早期）。

（2）桃仁煎

药物组成 桃仁、红花、没药、乳香、五倍子（捣碎）、黑豆各20g，赤芍、甘草各15g，白酒30ml。

用　法 上药加清水3L，煎至1.5L，把药液倒入盆内，加入白酒，趁热熏蒸患处，待药水温度稍减，用毛巾浸药液洗患处，每次熏洗30分钟。每日熏洗2次，每剂可用4次。待药液尚有余温，停止熏洗，并用毛巾擦干患处，避受风寒。

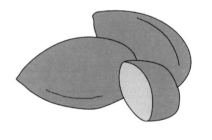

功效主治 活血散瘀，消肿止痛。主治扭挫、碰、砸伤等导致的局部红、肿、热、痛。

附　注 红、肿、热、痛症状严重者，加金银花30g，大黄、川黄柏各15g，以增强消肿止痛之功。有皮肤化脓者忌用。

（3）四肢洗药方

药物组成 川萆薢、伸筋草、桂枝、乳香、没药、羌活、淫羊藿、川牛膝、当归、补骨脂各10g，独活、透骨草各12g，川红花、川木瓜各6g。

用　法 上药加清水2L，煎数沸，将药液倒入盆内，趁热先熏后洗患处，每次熏洗30分钟。每日熏洗1～3次，每剂可用2日。

功效主治 温经通络，祛风除湿，活血化瘀，消肿止痛。主治四肢软组织损伤，局部瘀血肿痛，关节活动障碍。

（4）扭伤洗方

药物组成 透骨草、忍冬藤各30g，伸筋草、三棱、苏木、牛膝各15g，白芷、海桐皮、红茜草、红花、赤芍、当归、川黄柏、五加皮、升麻各10g。

用　法 上药加清水3L，煎数沸，把药液倒入盆内，趁热先熏后洗患处，每次熏洗30分钟。每日熏洗2～4次，每日1剂。

功效主治 活血化瘀，消肿止痛。主治扭挫伤，活动、行走不便。

附　注 验之临床，效果良好。又用伸筋草、苏木、透骨草、红花各50g，骨碎补30g，煎汤，趁热熏洗浸泡患处。每日2次，用于治疗外伤所致的腕、肘关节僵化症，效佳。

（5）桃红洗方

药物组成 苏木32g，防己25～32g，羌活13～25g，独活13～25g，桃仁10～16g，乳香10～16g，没药10～16g，红花7～13g。

用　法 上药加水煎2次，去渣取汁，倒入净盆中，趁热熏洗患部，每日1～2次。药液用后倒回药锅内，稍加水再煎复用。每剂药可用3～4次。各药用量及加水量，视患部高低及创面大小而定。

功效主治 活血化瘀，祛风除湿，散寒止痛。主治急、慢性软组织挫伤，急、慢性软组织化脓性感染，腱鞘炎，关节肿痛。

附　注 创面以非脓性分泌物为主者，可选加苦参、蛇床子、防风、荆芥等；创面以脓性分泌物为主者，加黄柏、大黄等；血瘀、风湿肿痛为主者，可选加当归、海风藤、络石藤、鸡血藤、透骨草；有出血者，加地榆、白及等。

注意事项

（1）积极治疗，避免反复损伤。

（2）运动前局部准备活动要充分。

（3）加强小腿与足部肌肉锻炼，增加踝关节稳定性。

（4）训练时，注意加固踝关节（如戴护踝或弹力绷带）。

（5）扭伤或挫伤的当天可局部冷敷，以减少血肿形成。第二天做热敷及按摩以促进血肿的吸收，除此以外，可应用一些非处方药。

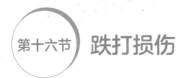

第十六节 跌打损伤

跌打损伤，是指一切体表筋膜损伤之证，不包括扭挫伤及软组织损伤，是外科最常见的伤痛病症。多因斗殴、拳击、棍棒击伤、异物砸压伤或行走、跳跃、攀高跌伤所造成。

临床表现

局部发紫或红肿疼痛，或失治迁延而转成慢性损伤（又称陈旧性损伤），阵阵绞痛或酸痛，每遇阴雨天气疼痛尤甚。

熏洗法

（1）旧伤洗剂

【药物组成】 莪术、桃仁、红花、三棱、乌药、企边桂、当归尾、泽兰、生川乌、生草乌各9g，独活、羌活、土牛膝各15g。

用　　法 上药加清水1.5L，煎数沸，每剂加入陈醋45ml，把药液倒入盆内，趁热先熏后洗患处，每次熏洗30分钟。每日1剂，每日熏洗2次。

功效主治 舒筋活络，活血止痛。主治久伤蓄瘀作痛。

（2）系列外洗方

药物组成 ①方：五加皮、威灵仙、桂枝各20g，鸡血藤30g，红花、川芎、羌活、独活、透骨草、伸筋草各15g。②方：益母草、刘寄奴、苏木各30g，茜草20g，红花、川椒、硼砂、透骨草各15g，细辛10g。③方：桂枝30g，艾叶、川芎、红花、生川乌、生草乌各15g，细辛10g。④方：威灵仙45g，乌梅30g，三棱、莪术、皂角刺各20g，刘寄奴34g，川芎、透骨草、伸筋草各15g。

用　　法 按证选方用药。将药物放入搪瓷面盆内，加清水2.5～3L，置火炉上煎煮30～40分钟取下，趁热先熏后洗再浸渍患处，每次熏洗40～50分钟（煎药时，③方加白酒少许；④方加食醋250ml）。每日熏洗1～2次，每剂药可以用4～5次。

功效主治 ①舒筋通络，活血利痹；②活血化瘀，消肿止痛；③温经散寒，通络止痛；④化坚散结，舒筋通络。主治跌打损伤。①方适用于肢体损伤初期，瘀血肿胀疼痛及肢体其他瘀肿型病症；②方适用于肢体损伤晚期，肌肉韧带劳损，骨关节慢性疾病等一切筋络不舒、气血不和、活动不利之症；③方适用于肢体陈旧性损伤，日久复受风寒湿侵袭所致痹痛及风湿性、类风湿关节炎，骨性关节炎（风寒型），早期关节炎等；④方适用于骨关节陈旧性损伤粘连，瘀血肌化硬痛，骨质增生，腱鞘炎及类风湿关节炎等关节僵硬、活动不利诸症。

（3）海桐皮汤

药物组成 海桐皮、乳香、透骨草、没药各6g，川椒9g，当归5g，川芎、红花各3g，威灵仙、甘草、白芷、防风各2.4g。

用 法 上药加清水适量（约500ml），煎数沸，把药液倒入盆内，趁热先熏后洗患处，每次熏洗20~30分钟。每日1剂，每日熏洗2~3次。

功效主治 舒筋活血，消肿止痛。主治一切跌打损伤，筋翻骨错，疼痛不止。

（4）四肢洗剂

药物组成 ①上肢熏洗方：透骨草、伸筋草、防风、荆芥、刘寄奴、红花、桂枝、苏木、威灵仙、川芎各等份（一般用各15g）。②下肢熏洗方：五加皮、伸筋草、透骨草、三棱、莪术、秦艽、海桐皮、防风、苏木、牛膝、木瓜、红花各等份（一般用各15g）。

用 法 将所取中药放置锅中或盆中，加清水2.5L，煎数沸后，将药液倒入盆内，趁热先熏后洗患处，每次熏洗20~30分钟。每日1剂，熏洗2次。

功效主治 ①祛风除湿，活血通络；②祛风除湿，活血化瘀。主治陈旧性关节损伤，关节强直，兼受风寒湿邪者。

（5）外洗通经利节方

药物组成 桂枝、苍术、石菖蒲、透骨草、羌活、艾叶、赤芍各20g，威灵仙、三棱、莪术各30g，红花10g，马钱子5g。

用 法 上药加清水3~4L，煮沸10分钟，先以热气熏蒸患处，再以毛巾浸药水热敷患处。每次熏洗、热敷40分钟至1小时，每日2~3次，每剂药可洗3日。

功效主治 活血化瘀，祛风蠲痹，散寒祛湿。主治损伤后期，局部粘连，关节僵硬，屈伸不利。

（6）风伤洗剂

药物组成 侧柏叶15g，橘叶、松针、白茄根、忍冬藤、骨碎补、桑寄生、风不动藤、桑枝、桂枝、土牛膝、穿山龙各9g。

用 法 上药加清水2L，煎至1.5L，将药液倒入盆内，加入黄酒60ml，趁热熏洗患处，每次熏洗30分钟。每日1剂，熏洗2次。

功效主治 祛风理湿，通络止痛。主治损伤后期，风湿入络，挛缩痹痛者。

注意事项

（1）忌食油炸、过咸、烧烤、过甜、麻辣、腥腻等厚味及烟酒等刺激之品。

（2）做踏步、分并跳、伸展等热身运动时，尽量将身体各关节活动开。

（3）保持有氧运动和无氧运动的均衡。同时做一些力量和柔韧性练习，防止受伤。

（4）不要过度劳累，避免因肌肉疲劳导致损伤。

（5）当四肢发生扭伤时，尤其在没有进行确切的诊断之前，不应随便活动已经扭伤的部位，需要让血流保持畅通。

（6）对损伤部位不能立即进行热敷，如果觉得疼痛难忍可用冰块冷敷。

（7）使用红花油一定要在发生损伤24小时后，同时对于皮肤破溃或过敏的患者不宜使用。

（8）若扭伤处已经发生了骨折，贴上膏药只会暂时缓解表面症状，骨折的部位不会长好，还容易发生错位，造成骨骼畸形，因此应及时就医。

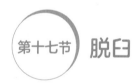

第十七节 脱臼

脱臼，也就是关节错位，在骨伤科临床中较为常见。多因行走、搬物不慎或跌仆被物扭伤致脱，也有因关节活动失当、幅度过大等而导致关节脱臼。

临床表现

具有一般损伤的症状和脱位的特殊性表现。受伤后，关节脱位、疼痛、活动困难或者不能活动。脱位通常影响活动的关节，如踝、膝、腕、髋、肘，但最常见的是肩和手指关节。不活动的关节，如骨盆处的关节，当使关节固定在一起的韧带被牵拉或者撕裂时，也能被分开。椎骨的脱位若损害神经或脊髓就会危及生命，显著的椎骨间脱位，也会损伤脊髓，造成瘫痪。

脱臼的一般症状：疼痛明显；关节明显肿胀；关节失去正常活动功能，出现功能障碍。

脱臼的特殊表现有以下几点。①畸形：关节脱位后肢体出现旋转、内收、外展或外观变长、缩短等畸形，与健侧不对称。②弹性固定：关节脱位后，未撕裂的肌肉和韧带可把脱位的肢体保持在特殊的位置，被动活动时有一种抵抗和弹性的感觉。③关节窝空虚。

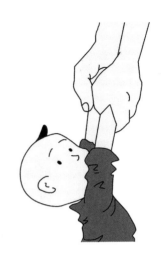

熏洗法

（1）正骨汤

药物组成 当归尾、透骨草各30g，赤芍、海桐皮、地骨皮、五加皮、南红花各15g，杉木皮90g。

用　法 上药加清水适量（约2.5L），煎数沸，将药液倒入盆内，趁热熏洗患处（先熏后洗），每次熏洗15～30分钟。每日1剂，熏洗2～3次。陈旧性伤要洗的时间长一些。

功效主治 活血行滞，通络止痛。主治陈旧性脱臼、骨折，畸形愈合正复前用之。若骨不连接，用本方熏洗之，即感肿胀作痛。外敷接骨丹也能愈合良好。

（2）加减海桐皮汤

药物组成 海桐皮30g，当归、防风各12g，川椒、红花、地龙、秦艽、川续断、羌活、桂枝、牛膝各9g，乳香、没药各6g，五加皮15g。

用　法 上药共研粗末，用布包裹，加清水适量（约1.5L），煎数沸，将药液倒入盆内，趁热先熏后洗患处，每次熏洗20～30分钟。每日熏洗1～2次，每剂可连用2日。

功效主治 舒筋活血，消肿止痛。主治陈旧性脱臼后遗症，软组织损伤。

（3）活血止痛熏洗汤

药物组成	白矾12g，当归、白芷、木瓜、五加皮、怀牛膝、透骨草、红花、艾叶、花椒、延胡索、青皮、乳香、没药各9g。

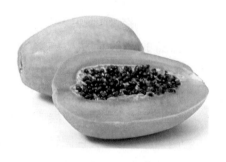

用　法	上药加清水适量（约1.5L，煎沸10分钟，把药液倒入盆内，待温，边煎边洗。注意用水不要太热，防止烫伤起水疱。或用清洁白布，沿患处周围包裹3~4层，然后用热药液在布外频频淋洗。每日1剂，每日洗3~4次。
功效主治	活血止痛。主治跌打损伤，关节脱臼复位后肿胀。

注意事项

（1）在日常生活中，一定要注意不要用力牵拉，并在体育锻炼之前做好充分的准备活动，以免受伤，若不小心关节脱位了，一定要及时到医院进行治疗。

（2）脱臼后应多吃富含钙、维生素的蔬菜瓜果，多晒太阳，多活动。

（3）肩膀脱臼复位后注意别让胳膊太用力，不要做重活。干活时注意各部位用力均匀。

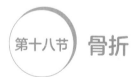

第十八节　骨折

骨折，指的是由于外伤而引起的骨与软骨的断裂，破坏了骨的完整性、连续性。根据临床表现，一般分为"完全性、不完全性"或"开放性、闭合性"两大类。尤以四肢骨折为多见。多因压砸、打击、碰撞或跌仆、负重、扭、转等外力作用在躯体上所引起，前者为直接暴力，后者为间接暴力。

临床表现

1. 全身表现

（1）休克 对于多发性骨折、股骨骨折、骨盆骨折、脊柱骨折及严重的开放性骨折，患者常因广泛的软组织损伤、大量出血、剧烈疼痛或并发内脏损伤等而引起休克。

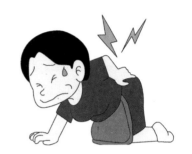

（2）发热 骨折处有大量内出血，血肿吸收时体温略有升高，但通常不超过38℃，开放性骨折体温升高时应考虑感染的可能。

2. 骨折的特有体征

（1）畸形 骨折端移位可使患肢外形发生改变，主要表现为成角、缩短或延长。

（2）异常活动 在正常情况下肢体不能活动的部位，骨折后出现不正常的活动。

（3）骨擦音或骨擦感 骨折后两骨折端相互摩擦撞击，可产生骨擦音或骨擦感。

以上三种体征只要发现其中之一就可确诊，但未见此三种体征者也不能排除骨折的可能，如裂缝骨折、嵌插骨折。

熏洗法

（1）伸筋草洗方

药物组成	防风、荆芥、川芎各6g，淡附片4g，五加皮12g，络石藤、伸筋草、桂枝、桑枝、木瓜各10g，鸡血藤15g。
用　　法	上药加清水2L，煮沸5~10分钟，将药液倒入盆内，趁热先熏后洗患处约30分钟。每日熏洗1~2次，每剂可用2日。
功效主治	舒筋活血，消肿止痛。主治闭合性骨折。

（2）熏洗方

药物组成	伸筋草、透骨草各30g，泽兰、刘寄奴各15g。

| 用　法 | 上药加清水适量（约1.5L），煎数沸，把药液倒入盆内，趁热熏洗患处，每次熏洗15～30分钟。每日熏洗3次，每剂药可熏洗5～6日。 |

| 功效主治 | 散瘀，止痛，活血。主治骨折愈合后关节僵硬。 |

（3）红花透骨汤

| 药物组成 | 透骨草、川续断、五加皮、桑寄生各15g，当归、钩藤、鸡血藤各12g，白及、海桐皮各10g，泽兰、艾叶各6g，羌活、木瓜、红花、桂枝各5g。 |

| 用　法 | 上药加清水5L，煮沸15～30分钟，过滤去渣，取汁倒入盆内，趁热以热气熏蒸患处，待药温降至50～70℃，可浸洗患处，也可用两块毛巾交替浸湿敷在患处，每次1～2小时。每日熏洗1～2次，翌日熏洗仍用原药液加热，汤液减少时可适当加入冷水以补充。春秋季每剂用3～4日，冬季5～6日，夏季1～2日。 |

| 功效主治 | 强筋壮骨，补益肝肾，舒筋活血。主治骨折愈合后或软组织损伤较久的筋骨酸痛，关节活动受限，肌肉僵凝，肌腱粘连等。 |

（4）舒筋汤

| 药物组成 | 白芍、熟大黄、当归头、白茯苓各50g，木香、血竭、红花、乳香、川芎、儿茶、没药各25g，白芷、牡丹皮、甘草各15g，莲子10g。 |

| 用　法 | 将上药加水1.5L，煎至1L，取药液倒入小盆内，熏洗患手，每次30分钟，每日2次，同时配合功能锻炼。 |

| 功效主治 | 消肿止痛，活血化瘀，疏通筋脉。适用于断指再植功能恢复。 |

（5）骨科熏洗经验方

| 药物组成 | 石菖蒲、苍术、细辛、羌活、桑枝、薄荷（后下）、白芷各9g，川椒6g，生姜62g，生川乌、木瓜、生草乌各15g，陈皮、葱白（或葱子）、陈艾各31g。 |

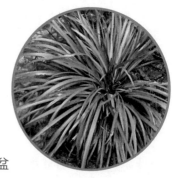

| 用　法 | 上药加清水3L，煎数沸，将药液倒入盆 |

内，趁热先熏后洗患处，每次熏洗20～30分钟。熏洗后擦干肌表，再以绷带包扎，以防感受寒邪。每日熏洗2次，每剂可用2日。

功效主治　顺气除湿，散寒活血，通经活络。主治骨折愈合后的酸痛麻木，关节强硬，寒凝气滞等后遗症。

（6）当归透骨汤

药物组成　当归、花蕊石、透骨草、赤芍、天仙藤各15g，蒲公英、苏木、紫花地丁各12g，没药、刘寄奴、芙蓉叶、白及、生蒲黄各10g，红花、茜草各6g，桂枝5g。

用　　法　上药加清水5L，煮沸15～30分钟，过滤去渣，取汁倒入盆内，趁热以热气熏蒸患处，待药温降至50～70℃，可浸洗患处，也可用两块毛巾交替浸湿敷在患处，每次1～2小时。每日熏洗1～2次，翌日熏洗仍用原药液加热，汤液减少时可适当加入冷水以补充。春秋季每剂用3～4日，冬季5～6日，夏季1～2日。

功效主治　活血散瘀，消肿止痛。主治骨折后骨痂已形成者或软组织损伤者所发生的局部瘀血肿胀疼痛。

（7）二藤透骨汤

药物组成　当归、透骨草、天仙藤、钩藤、鸡血藤各15g，白及、伸筋草、苏木、赤芍、乳香、蒲公英、刘寄奴各10g，木瓜、红花、艾叶各6g，桂枝5g。

用　　法　同"（6）当归透骨汤"。

功效主治　舒筋活血，通络散结。主治骨折临床愈合后无明显肿痛的肢体功能障碍和软组织损伤、关节炎等。

（8）二乌透骨酊

药物组成　生草乌、生川乌、伸筋草、透骨草、艾叶、山柰各20g，西红花、桃仁、冰片（或樟脑）、细辛、桂枝各10g，乳香40g，95%乙醇2.5L。

用　　法　上药共研粗末，浸入95%乙醇中，密封浸泡15～30日，每日摇动2～3次，即成酊剂，备用。用时每取药酊20ml，加开水冲成2L药液，趁热熏洗患处，或用毛巾浸透热敷患处。每日早、晚各1次，每次熏洗15～30分钟。或取本药酊，直接涂搽患处，每日涂搽数次。

功效主治 活血散瘀，祛风除湿，消肿止痛。主治骨折延期愈合、踝骨骨质增生、关节损伤后遗症、腱鞘炎及关节肿痛等。

（9）归红仙藤汤

药物组成 伸筋草、海桐皮、鸡血藤、红花、当归、苏木、川椒、威灵仙各50g。

用　法 将上药放入容器中，加水5～7L，浸泡半小时，加热至沸腾20分钟，将药液倒入深30cm以上的桶中，药液深度至少20cm。桶上放竹栏，将患足放栏上熏蒸，待温度适宜时再将患足浸入药液中，边洗边按揉踝部，水温低于50℃时，更换药液。每次熏洗30分钟，每日1～2次，10天为1个疗程。每次熏洗后进行功能锻炼：一手握小腿，一手握足部做被动屈伸及旋转动作，尽量至最大限度，动作应轻柔，力度应适中而持续，避免暴力按压及牵拉。同时应加强主动活动，尽可能主动屈伸及旋转踝关节，并自己点按商丘、太溪、解溪、昆仑、丘墟等穴位，每次30分钟。对关节严重僵硬者，更应避免暴力被动屈伸，可逐步加力，循序渐进地进行功能锻炼。

功效主治 活血祛瘀，舒筋活络。主治骨折后期踝关节功能障碍。

附　注 骨痂形成较晚者加杜仲、骨碎补、川续断、土鳖虫各30g；伴明显疼痛麻木者加肉桂、延胡索、防风、生半夏各30g；肿胀明显，持久不消者加泽兰、大黄、路路通各30g；关节屈伸不利者加宽筋藤、牛膝、海风藤、木瓜各30g；寒冷天气症状加重者加生草乌、生川乌、生天南星各30g。

注意事项

（1）严格禁止不利于骨折端稳定的活动，如前臂骨折不应做前臂旋转活动等。

（2）不应急于施行手法牵拉及对骨折部位的被动按摩。锻炼不应让患者感到疲倦，不应使骨折部位发生疼痛。

（3）鼓励患者积极活动，要循序渐进。活动范围由小到大，次数由少到多。

（4）积极加强营养，避免劳累，注意休息，多吃富含钙、蛋白质的食物。

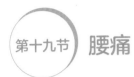

第十九节 腰痛

腰痛又称"腰脊痛"，指的是因外感、内伤或挫闪引起腰部气血运行不畅，或失于濡养，引起腰脊或脊旁部位疼痛为主要症状的一种病症。

临床表现

临床以腰部一侧或两侧发生疼痛为主要症状。腰痛常可放射至腿部，常伴有外感或内伤症状。腰椎X线照片等检查，常可见异常。

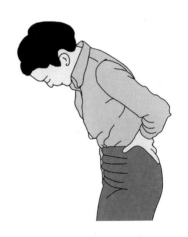

熏洗法

（1）黄藤茎浴方

药物组成 黄藤茎叶适量。

用 法 将上药用纱布包裹，放入浴盆中，加热水适量，30分钟后，进入浴盆浸泡，每次20分钟，每日2次。

功效主治 各种原因所引起的腰痛。

（2）温肾止痛方

药物组成 肉桂50g，吴茱萸100g，生姜150g，葱白50g，花椒80g。

用　法 将上述药物用纱布包裹，放入热水浴池浸泡半小时。进入浴池洗浴20分钟，每日1次。

功效主治 肾虚腰痛。

（3）通络方

药物组成 蛇床子、细辛、牛膝、桂圆、吴茱萸、花椒、厚朴、蒺藜、麻黄、香附、川芎各30g，白附子、天麻、白僵蚕各15g。

用　法 上药捣细，取150g用纱布包好，加水适量，煎沸4次，去滓，药液倒入盆中，待温度适宜时，浸浴疼痛处。

功效主治 腰腿疼痛，筋脉挛急。

（4）活血通络汤

药物组成 桃仁、红花、乳香、没药、五倍子（碎）、黑豆各20g，赤芍、甘草各15g，白酒30g。

用　法 上述药物加水3L，煎至一半，加入白酒乘热熏患处，待液温稍减，便可用毛巾浸液洗患处。在药尚有余热时停止熏洗，用毛巾擦干患处，一次熏洗30分钟，一剂药洗4次。

功效主治 外伤或急性扭伤致腰痛。

（5）陈艾浴腿方

药物组成 久年陈艾500g。

用　法 上药加水适量，煎煮20分钟，将药液倒入小深桶中，将脚搁其上，用衣服盖严，待腿汗出。待温度可耐受时，将腿脚伸入药液中浸泡30分钟，每日1次。

功效主治 腰膝疼。

注意事项

（1）加强背肌锻炼，如仰卧挺腹、俯卧鱼跃等运动，促进气血流通，增强腰部肌肉力量。

（2）阴雨天注意腰部的保暖，避免腰背部受冷风直吹。

（3）日常注意纠正不良劳动姿势，避免腰腿受凉，过度劳累。

（4）卧床休息，宜选用硬板床，保持脊柱生理弯曲。

（5）不要搬挪沉重的物品，提重物时不要弯腰，应先屈膝拿到重物，然后慢慢起身，尽量做到不弯腰。

（6）饮食均衡。饮食中蛋白质、维生素含量宜高，脂肪、胆固醇宜低，防止肥胖，戒烟控酒。

第五章

妇科病症

- 痛经
- 月经不调
- 不孕症
- 产后缺乳
- 外阴炎
- 外阴瘙痒
- 滴虫性阴道炎
- 非特异性阴道炎
- 真菌性阴道炎
- 老年性阴道炎
- 宫颈炎
- 宫颈糜烂
- 盆腔炎
- 子宫脱垂
- 急性乳腺炎

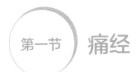

痛经

痛经指在经期及行经前后，出现明显的小腹部痉挛性疼痛、坠胀或腰部酸痛等不适。我国妇女的发病率为30%~40%。痛经可分为原发性与继发性两种，原发性痛经是指生殖器官无器质性病变，多见于青春期少女、未婚或未育者，又叫做功能性痛经；继发性痛经多由盆腔器质性疾病，如子宫内膜异位症、盆腔炎或宫颈狭窄、宫内异物等所造成。中医学也叫做"经行腹痛""经期腹痛""经痛"等。

临床表现

原发性痛经主要发生于青春期少女、未婚或未育的年轻妇女。多在初潮后6~12个月有排卵月经周期建立后发病。痛经的主要症状为下腹部疼痛，多发生在经前或经期第1~2天，呈阵发性坠胀疼痛，甚或痉挛性绞痛，严重疼痛可牵涉到外阴、腰骶、肛门等部位，疼痛时间数小时至2~3天不等，随后逐渐减轻至消失，经后亦有发生者。常伴有呕吐、恶心、坐卧不宁、冷汗淋漓、面色苍白、四肢厥冷等全身症状。腹部检查无明显阳性体征。

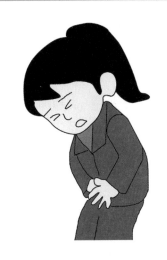

熏洗法

（1）活血止痛汤

药物组成 延胡索、益母草、桃仁、香附各15g。

用　法 上药加清水1L，煎煮15分钟，将药液倒入盆内，趁热熏蒸下腹部，待稍温反复擦洗之，每次熏洗30分钟。于经前5日用药，每日1剂，每日熏洗2次。

功效主治 活血化瘀，理气止痛。主治痛经（气滞血瘀型）。

（2）龋痛失笑煎

药物组成 当归、蒲黄、五灵脂、延胡索、香附各 20g，赤芍15g，桃仁、没药各10g。

用 法 上药加水2.5L，煎煮15分钟，把药液 倒入盆内，趁热熏蒸双足，待药温适 宜后浸泡双足，每次15～20分钟， 每日午、晚各1次。每剂用2天。在月 经前3天左右开始用药，连用3～5剂， 连续用3个月经周期。

功效主治 理气活血，祛瘀止痛。主治少女痛经。

（3）温经止痛方（一）

药物组成 川牛膝、川乌、草乌、杜仲、防风、 千年健各20g。

用 法 上药加水1L，煎煮60分钟，利用其 产生的蒸汽熏蒸下腹部，每次30分 钟。熏蒸时，患者取俯卧位，充分 暴露下腹部，以患者自觉温度舒适为 度，每日1次，每次30分钟，经前7天 开始，3个月经周期为1疗程。

功效主治 养血活血，理气化瘀，温里散寒。主治虚寒型痛经。

（4）温经止痛方（二）

药物组成 益母草30g，桑枝、桂枝各20g，姜黄、干姜、川牛膝各10g。

用 法 把上药放在全自动熏蒸药浴仪器内，加水3L，通电预热15分钟，熏 蒸仪温度调至43～45℃，熏蒸时间20～30分钟，每日1次，连续至 少7日为1疗程。

功效主治 活血祛瘀，散寒通经止痛。主治痛经（寒凝血瘀型）。

（5）痛经良方

药物组成　山楂30g，延胡索30g，血竭20g，苏木15g，五灵脂15g，红花10g，干姜10g。

用　法　上药用纱布包，加水1L，煎煮30分钟，去渣取汁，趁热先熏后洗双手。每次20~30分钟，每日2~3次。

功效主治　痛经属气滞血瘀者。

（6）温经止痛汤

药物组成　艾叶15g，小茴香15g，延胡索9g，益母草6g。

用　法　上药加清水1L，煎煮10分钟，将药液倒入盆内，趁热熏蒸下腹部，待温时再反复擦洗之，每次熏洗30分钟。每日1剂，每日熏洗2次。

功效主治　温经散寒，调经止痛。主治痛经（寒凝气滞型）。

（7）和血止痛汤

药物组成　白芍30g，黄芪25g，枸杞子15g，香附12g，川芎10g，丹参10g，当归10g，甘草9g。

用　法　上药加清水1.5L，煎煮10分钟，将药液倒入盆内，趁热熏蒸下腹部，待温时，反复擦洗之，每次熏洗30分钟。于痛时用药，每日1剂，每日熏洗2次。

功效主治　养血和血，缓急止痛。主治痛经（气血虚损型）。

附　注　严重者，也可加用本方内服，并随症加减，疗效显著。

（8）调经止痛方

药物组成　丹参30g，当归、延胡索、吴茱萸、炒白芍各15g，香附10g，赤芍12g，肉桂6g。

用　法　上药加水1L，煎煮15分钟，将药液倒入盆内，趁热熏蒸下腹部，每次30分钟，每日1次，连续1周（月经来潮时即停止），3个月经周期为1疗程。

功效主治 理气活血，散寒祛瘀止痛。主治痛经（寒凝气滞型）。

注意事项

（1）经前或经期应避免冷饮，衣服要保暖，不要淋雨或游泳，防止受凉。

（2）平日应加强体育锻炼，调节情志，消除紧张、焦虑和恐惧心理。

（3）经期应适当休息，并避免剧烈运动和过度劳累。

（4）注意经期卫生，行经期间禁止性生活。

（5）治疗期间应忌食辛辣、生冷食物，忌烟酒。

（6）疼痛剧烈患者，应到医院就诊，不宜坚持自疗。

（7）止痛药不可随便服用，应根据实际情况询问医生后决定。

 第二节 月经不调

月经不调也叫做月经失调，为妇科常见疾病，表现为月经周期或出血量异常，可伴月经前、月经时腹痛及其他全身症状。病因可能是器质性病变或功能失常。

临床表现

1. 不规则子宫出血

具体包括月经量过多、持续时间过长或淋漓出血。常见于子宫内膜息肉、子宫肌瘤、子宫内膜异位症等疾病或功能失调性子宫出血。

2. 青春期功能失调性子宫出血

指内外生殖器无明显器质性病变，由于内分泌调节系统失调所导致的子宫异常出血，是月经不调中最常见的一种。分为排卵性与无排卵性两类，其中约85%的病例为无排卵性出血。

3. 闭经

是妇科疾病中常见的症状，可由各种不同原因导致。通常将闭经分为原发性和继发性两种。凡年过18岁仍未行经者叫做原发性闭经；在月经初潮以后、正常绝经以前的任何时间内（妊娠或哺乳期除外），月经闭止超过6个月者叫做继发性闭经。

4. 绝经

绝经意味着月经终止，指月经停止12个月以上。围绝经期常有月经周期和月经量的改变，表现为月经周期缩短，以滤泡期缩短为主，无排卵且月经量增多。

熏洗法

（1）益母草汤

药物组成　益母草30g，地榆炭、贯众炭、藕节各15g。

用　　法　上药加清水2L，煎沸5~10分钟，将药液倒入盆内，趁热熏蒸下腹部，待温再反复擦洗之，每次熏洗30分钟。每日熏洗2次，每剂可用3次。

功效主治　活血祛瘀，凉血止血。主治月经过多，经期延长。

（2）丹参香附汤

药物组成　制香附、丹参各30g，柴胡9g，白芍15g。

用　　法　上药加清水1.5L，煎沸10分钟，将药液倒入盆内，趁热先熏后洗下腹部30分钟。每日1剂，每剂熏洗2次。通常用药1~2日见效。

功效主治　活血养肝，疏肝解郁。主治月经不调。

（3）丹茴洗剂

药物组成	小茴香、益母草、丹参各15g，吴茱萸9g。
用　　法	上药加水1L，煎沸10分钟，把药液倒入盆内，趁热熏蒸下腹部，待温时再反复擦洗之，并用毛巾浸透药液，稍拧干，热敷肚脐，每次熏洗30分钟。每日1剂，每日熏洗2～3次。
功效主治	温经散寒，活血散瘀。主治月经后期或先后无定期。

注意事项

（1）注意经期卫生，预防感染。

（2）注意保暖，避免寒冷刺激，如洗冷水澡、游泳等，以免子宫及盆腔血管受冷刺激后收缩，引起经血过少或痛经。

（3）经期不宜性交，一方面预防感染，另一方面避免性交刺激使盆腔充血，造成经血增多或经期延长。

（4）经期尽量避免进食辛辣、生冷食品，不宜进行强度大的运动。

（5）适当锻炼身体，增强体质。

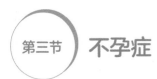

第三节　不孕症

凡婚后未避孕、有正常性生活、同居2年而未受孕者，叫做不孕症。其中从未妊娠者称为原发性不孕；曾有过妊娠而后未避孕连续2年未再孕者叫做继发性不孕。本病中医学也称为"不孕症"。

临床表现

1．症状

有正常的性生活2年，未采取任何避孕措施而未受孕。不同原因导致的不孕者伴有不同的症状。如排卵功能障碍者，可有闭经、少经、月经稀发、不规则阴道出血等表现；对于既往有盆腔炎者，可有小腹隐痛、坠胀和腰骶部酸痛等慢性盆腔炎症的症状；而对于子宫内膜异位症者，则多表现为性交痛、痛经等。结核或甲状腺等内分泌疾病患者，可有各自相应的临床表现。

2．体征

因引起不孕的原因不同而异。如多囊卵巢综合征患者常有肥胖、多毛、双侧卵巢增大；闭经溢乳综合征患者，可见一侧或双侧乳房溢乳；输卵管炎症患者在子宫一侧或双侧可触及呈条索状增粗的输卵管，并有轻度压痛。

熏洗法

（1）二草洗剂

药物组成　益母草、忍冬藤、马鞭草各30g，皂角刺、莪术各15g。

用　　法　上药加清水2L，煎煮10分钟，把药液倒入盆内，趁热先熏后洗小腹部，再坐浴，每次熏洗30分钟。每日1剂，早晚各1次，15日为1疗程。

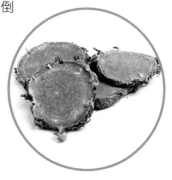

功效主治　清热通经，活血化瘀，消积止痛。主治气滞血瘀型子宫内膜异位症、输卵管积水、盆腔炎、输卵管通而欠畅、盆腔粘连等引起的不孕症。

（2）二草汤

药物组成　忍冬藤、益母草、马鞭草各30g，莪术、郁金、皂角刺、延胡索各15g。

用　　法	每日2剂。取一剂以水煎服，日服2次；另一剂作外用，加清水1L，煎煮30分钟，去渣取汁，把药汁倒入洁净的盆内，趁热先熏后洗双手。每次30分钟，每日2～3次，10天为1个疗程。
功效主治	因病而致不孕症，凡气滞血瘀型子宫内膜异位症、输卵管积水、盆腔炎、输卵管通而欠畅、盆腔粘连等引起的不孕症均可使用。

（3）蒲龙苦肤方

药物组成	苦参、蒲公英、地肤子、龙胆草各30g。
用　　法	上药加水煎取药液500ml备用，加开水100ml，在排卵期每晚熏洗阴道1次，每剂煎3次，用3剂为1疗程。
功效主治	主治妇女湿热蕴阻胞宫以致不孕症。

（4）硫黄熏洗方

药物组成	硫黄粉30g。
用　　法	把药装入陶土罐内，加清水1.5L，煎煮5分钟后，倒入盆内，趁热先熏后洗再坐浴。每次30分钟，每晚1次。
功效主治	暖宫，散寒。主治子宫虚寒、月经不调难以受孕。

（5）公英苦柏方

药物组成	蒲公英30g，黄柏15g，苦参15g。
用　　法	临床按附注中不同证型取相应药物放盆内，兑冷水半盆，煎取药液，趁热熏洗外阴，待温度不烫手时，右手食指缠纱布或薄细布蘸药水洗外阴、阴道。每晚熏洗1次。次日药渣中再兑水至半盆，熬开后继续如上法使用，一剂可连用3天。另外可辨证予以中成药分清五淋丸、逍遥丸、加味逍遥丸等口服。
功效主治	主治霉菌性、滴虫性、细菌性阴道炎所引起的不孕症。
附　　注	属霉菌性阴道炎者加生黄精30g、生大黄15g、白鲜皮15g、花椒12g；属细菌性阴道炎者加连翘15g、金银花15g、败酱草30g、紫花地丁15g；属滴虫性阴道炎者加百部30g、鹤虱30g、蛇床子30g、白头翁15g。

注意事项

（1）注意劳逸结合，放松神经，以促进激素的分泌，从而增加怀孕的机会。

（2）重视衣原体感染，在有炎症的情况下最好别行房。

（3）饮食营养均衡，多食含钙、镁的食物和一些酸性食物。

（4）避免反复人工流产。做好避孕的措施，减少人工流产的次数。

（5）对性生活应该保持愉快的心态，这样对受孕较有利，在排卵期间行房可增加受孕的概率。

（6）避免经期行房。

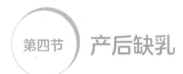

第四节　产后缺乳

产妇在产后哺乳期内乳汁量少或无乳可下，不足甚至不能喂养婴儿者，称为产后缺乳。临床表现为哺育期乳汁甚少或全无。缺乳的程度和情况各不相同，有的开始哺乳时缺乏，以后稍多但仍不充足；有的正常哺乳，突然高热或七情过极后，乳汁骤少，不足以喂养婴儿；有的全无乳汁，完全不能哺乳。

临床表现

1. 症状

通过观察，如不能达到以下5点，可考虑为产后缺乳。

（1）哺乳次数　出生后1～2个月婴儿24小时哺乳8次以上，哺乳时可听见吞咽声。

（2）睡眠　两次哺乳之间，婴儿满足且安静，3个月婴儿常在吸吮中入睡，自发放弃乳头。

（3）排泄情况　每天换湿尿布6块以上，有少量多次大便。

（4）体重　每周平均增加150g左右，2~3个月内婴儿每周增加200g左右。

（5）神情　婴儿双眼明亮，反应灵敏。母亲在哺乳前有乳房胀感，哺乳时有射乳反射，哺乳后乳房变软。

2. 体征

检查时，乳房柔软，不胀不痛或稍有胀痛，加压乳房，不见有乳汁排出或排出甚少。

熏洗法

（1）漏芦通乳汤

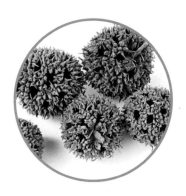

药物组成	漏芦20g，白芷20g，路路通20g，天花粉30g，当归60g，香附15g。
用　法	上方加水1L，煎煮20分钟。取药液洗乳房，每日3次，每次20~30分钟。
功效主治	产后缺乳。

（2）外洗方

药物组成	淘米水一盆。
用　法	将上液煎沸，待温，把乳头放在温热的淘米水内浸泡片刻，用手慢慢擦洗之。若发现乳头中有白丝，可将其扯出，并挤出淡黄色液体少许，即效。
功效主治	温通乳络。主治产后乳汁排泄不畅或乳汁全无。

（3）三棱煎

药物组成	三棱15g。
用　法	上药加水300ml，煮沸15分钟，把药液倒入盆内，趁热熏洗乳房，随后用毛巾浸透药液热敷乳房上。每日1剂，每日洗2次。
功效主治	化瘀通络。主治产后缺乳（属乳房瘀滞不通）。

（4）大葱洗摩方

药物组成　大葱30g。

用　　法　取上药加水300ml，煎煮30分钟，即成。取药液洗乳房，后用木梳辗转梳乳房10分钟，再用梳背按摩乳房10余次，每日3次。

功效主治　产后缺乳。

（5）麦芽洗摩方

药物组成　麦芽120g。

用　　法　上药水500ml，煎煮20分钟，去渣取汁，熏洗乳房，并用木梳梳乳房10分钟，每日3次。

功效主治　产后缺乳。

注意事项

（1）要确保充分的睡眠和足够的营养，但不要滋腻太过。少食多餐，多食新鲜蔬菜、水果，多饮汤水，多食催乳食品，如黄花菜、花生米、木耳、香菇等。

（2）早期母乳有无及泌乳量多少，在很大程度上与哺乳开始的时间及泌乳反射建立的迟早有关。产后1小时内即予哺乳，产妇的泌乳量较多，哺乳期也较长。

（3）养成良好的哺乳习惯，按需哺乳，勤哺乳，一侧乳房吸空之后再吸另一侧。若婴儿未吸空，应将多余乳汁挤出。

（4）保持舒畅、乐观的心情，避免过度的精神刺激，以致乳汁泌泄发生异常。

（5）发现乳汁较少，要及早治疗，一般在产后15日内治疗效果较好。时间过长，乳腺上皮细胞萎缩，此时再用药往往疗效不佳。

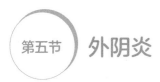

第五节　外阴炎

外阴炎为妇科常见的女性生殖器炎症之一。多因阴道分泌物增多、月经垫、尿液刺激或外阴皮肤不洁等所致。

临床表现

外阴不适，疼痛，或有烧灼感，或有瘙痒，在活动、排尿、性交时加重。局部充血、肿胀，常有抓痕，有时形成溃疡或湿疹，长期慢性炎症可使皮肤增厚，甚至皲裂。

熏洗法

（1）苦蛇汤

药物组成 蒲公英30g，苦参、蛇床子各20g，黄柏15g，雄黄3g，白矾5g，川椒10g。

用 法 上药加清水1.5L，煮沸15分钟，把药液倒入盆内，待温时浴洗外阴20分钟。每日1剂，早、晚各洗1次。经期停用。

功效主治 清热利湿，解毒杀虫。主治急性外阴炎。

（2）苦参蚤休汤

药物组成 蚤休、苦参、土茯苓各90g，黄柏、大黄各45g，龙胆草、萆薢各30g，枯矾15g。

用 法 上药加清水适量（约3L），煎沸5～10分钟，把药液倒入盆内，趁热熏洗外阴处（先熏后洗），每次熏洗30分钟。每日1剂，每日早、中、晚各1次。

功效主治 清热解毒，燥湿止痒。主治外阴炎。

附 注 若女性伴有滴虫性阴道炎，加桃树叶、蛇床子各60g；常伴有发热、尿痛者，加内服龙胆泻肝汤；属白塞综合征，须辨证加服中药；溃疡面积大、脓性分泌物多者，可将外阴浸泡在药液中，洗后涂上锡类散。治疗期间忌食荤腥及辛辣、刺激性食物。

（3）苦参龙胆汤

药物组成 蛇床子、苦参、土茯苓、生百部各30g，龙胆草、土槿皮、川椒、黄柏、苍术、地肤子各15g。

| 用　法 | 上药加清水2～3L，煎煮10～15分钟后，将药液倒入盆内，趁热熏外阴，待药汁温度不烫手时浴洗外阴。每日1剂，早、晚各熏洗1次，每次熏洗20～30分钟，10日为1个疗程。经期停用。 |

| 功效主治 | 清热解毒，利湿消肿。主治急、慢性外阴炎症。 |

（4）蛇百汤

| 药物组成 | 蛇床子、百部、苦参、川黄柏各等份（约各30g）。 |

| 用　法 | 上药加清水2L，煮沸5～10分钟，把药液倒入盆内，趁热先熏后洗外阴、阴道30分钟。每日熏洗1～2次，每剂可用2次。 |

| 功效主治 | 清热燥湿，杀虫止痒。主治外阴炎、阴道炎。 |

（5）杀虫止痒液

| 药物组成 | 紫草、蛇床子、苦参、白鲜皮各30g，百部、枯矾各30g，地肤子、寻骨风、芒硝各15g，艾叶10g。 |

| 用　法 | 上药加水1L，浸泡30分钟，加热煮沸20分钟。取药液倒入盆内，趁热熏蒸患处，待温（不烫手时）再坐浴30分钟，每日早、晚各1次。每日1剂。 |

| 功效主治 | 清热解毒，祛风散寒，润燥杀虫。主治外阴炎、阴道炎。 |

| 附　注 | 治疗期间禁止房事，夫妻同治效果更佳。 |

注意事项

（1）不要用刺激性的香皂、药物来清洗外阴，要保持外阴清洁、干燥，尤其在经期、孕期、产褥期，每天都要清洗外阴、更换内裤。

（2）已经感染上外阴炎，不要搔抓皮肤，以防破溃从而继发细菌性感染。

（3）注意不要穿化纤内裤、紧身裤，应着棉织内衣裤。避免进行性生活或者坐浴，防止细菌侵入感染。

（4）避免吃辛辣刺激、甜腻及海鲜类食物。

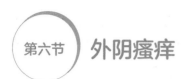

第六节 外阴瘙痒

外阴瘙痒，亦称"阴痒"。属西医学"外阴炎"范畴。临床以瘙痒为主症，是妇科临床常见多发病。本病多因湿热下注，或肝肾阴虚，血虚生风所致，或因肝热脾湿所起。

临床表现

外阴或阴道常发生瘙痒难忍，有灼热感，往往伴有带下，一般是先带下后瘙痒，阴痒不已而发生痛感。各种阴道炎、外阴白斑、某些维生素缺乏症、糖尿病等多种疾病均可引起阴痒。

熏洗法

（1）蛇床子散

药物组成 蛇床子、川椒、明矾、苦参、百部各10～15g。

用　法 上药加水1L，煎沸5～10分钟，把药液倒入盆内，趁热先熏后坐浴。每日1次，每剂用2次，10日为1个疗程。

功效主治 祛风，杀虫，止痒。主治外阴瘙痒未溃者。

附　注 又用湿痒汤外治，效果亦佳。鹤虱草50g，威灵仙、苦参、当归尾、蛇床子、狼毒各25g。依上法用之。临洗入公猪胆汁二三枚同洗更妙。

（2）二子苦参汤

药物组成 淫羊藿、苦参、紫草、地肤子、蛇床子、鹤虱各15g，荆芥、黄柏、川椒各12g，枯矾、五倍子各10g。

用　法 上药加水1L，煎沸20分钟，去渣取汁500ml，倒入净盆中，并加少量开水（其浓度以对皮肤稍有刺激为宜），趁热先熏后洗，或坐浴更佳。每次15～20分钟，每日早、晚各1次，10天为1个疗程。

功效主治　清热燥湿，祛风止痒。主治外阴瘙痒症。

附　注　皮肤破溃者，去川椒，枯矾减半。

（3）蛇白汤

药物组成　蛇床子、白鲜皮、黄柏各50g，荆芥、防风、苦参、龙胆草各16g，薄荷（后下）5g。

用　法　上药加清水适量（一般用2.5L），煮沸5～10分钟，把药液倒入盆内，趁热熏蒸患处，待药液不烫手时再坐浴清洗外阴、阴道。每次熏洗20～30分钟。每日1剂，每日熏洗2次，10～15日为1个疗程。

功效主治　祛风燥湿，解毒止痒。主治外阴瘙痒。

附　注　如带下而黄者倍黄柏；有滴虫者倍苦参；细菌感染者倍龙胆草。对于因各种原发病因素引起的并发症，应加用其他对证之方药治疗。本方对于单纯性外阴瘙痒症疗效甚佳；如并发性因素（如滴虫性阴道炎、真菌性阴道炎、老年性阴道炎、妊娠宫颈炎、妇科出血性疾病、外阴湿疹等）引起的并发性瘙痒，应配其他药物治疗。

（4）二白柏部煎

药物组成　黄柏30g，白鲜皮、百部、白花蛇舌草各20g。

用　法　上药加水750ml，文火煎20分钟，取药液，倒入盆内，先熏蒸阴部，再坐浴、外洗。每次30分钟，每日1次。

功效主治　清热燥湿，止痒杀虫。主治外阴瘙痒症。

附　注　若外阴充血水肿疼痛者加金银花、土茯苓。

（5）双叶洗剂

药物组成　柳树叶50g，桃树叶40g，蒲公英、龙胆草、地肤子、鱼腥草、白鲜皮、紫花地丁、黄柏、金银花、苦参、蛇床子、花椒各30g，冰片（另包粉碎，后下）10g。

用　法　上药加水煎至1L，把药液倒入盆内，趁热先熏蒸阴部，待温度适宜时，再坐浴外洗。每次30分钟，每日1～2次，10天为1个疗程。

功效主治　清热祛风，杀虫止痒。主治外阴瘙痒及滴虫、真菌性阴道炎。

| 附 注 | 如有外阴破溃者，去花椒、冰片。如阴痒及皮肤破损者，可用血竭粉10g，与75%乙醇100ml，加50℃温开水稀释后直接擦洗外阴部，每日1~2次，10天为1个疗程。 |

（6）苦参熏洗方

药物组成	白鲜皮、苦参、蛇床子各30g，花椒20g，防风15g，透骨草15g，荆芥10g，冰片（烊化）3g。
用 法	上药除冰片外，加水煎至1L，倒入盆内，再入冰片，趁热外熏阴部10~20分钟。待温度适宜时，慢慢洗涤患处。每日1剂，早、晚各1次。
功效主治	清热燥湿，解毒祛风止痒。主治外阴瘙痒症。
附 注	带下多者加黄柏20g，海螵蛸30g；阴部溃烂者加明矾30g；伴有阴部痛者加白芷15g。

（7）十味狼毒汤

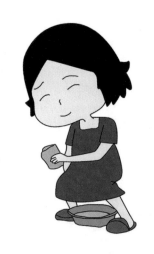

| 药物组成 | 狼毒、苦参、蛇床子、金银花、地肤子、艾叶、土槿皮、滑石粉各30g，黄柏、连翘各20g。 |
| 用 法 | 上药加清水3L，煎沸5~10分钟，把药液倒入盆中，待药液温度适宜时，坐浴20~25分钟，坐浴后，把药汁倒入原药渣中煮沸，以备下次用。每日坐浴洗2次，每剂药可连用3日。阴部有豆腐渣样或变质牛奶样的分泌物，局部有一层白膜 |

状的分泌物覆盖时应先用温热水洗除后再坐浴于药水中，坐浴时用一长筷或者镊子缠上少许软的布煮于药中，用手持筷子或镊子，将布蘸上盆中的药水，轻轻地、反复地擦洗阴部上下四周。每次坐浴后都应更换内裤，用过的毛巾、盆、内裤等，都要用开水烫洗和暴晒，直至症状消失后10日。

| 功效主治 | 清热解毒，燥湿杀虫，祛风止痒。主治外阴瘙痒。 |
| 附 注 | 又用蛇床子煎（蛇床子、苦参各30g，生黄柏15g，生芦荟9g，加水 |

浓煎，过滤，溶入5g冰片，装入瓶内备用）。洗用时视具体情况在温开水中酌加适量药液。用时以纱布两块，一块先洗外阴，一块后洗内阴，另取一纱条浸药液纳入阴道内。每晚连续热敷数次，1周为1个疗程。用于治疗妇女湿热带下、阴痒，有较好的疗效。

（8）苦参汤

药物组成　蛇床子30g，苦参15g，川椒、艾叶各10g，葱白5个。

用　　法　上药加水500ml，煎沸，把药液倒入盆内，趁热熏蒸外阴，待药温适度再坐浴浸洗，每次熏洗30分钟。每日1剂，早、晚各熏洗1次。

功效主治　清热祛湿，杀虫止痒。主治阴痒（湿热下注所引起）。

（9）苦参百部汤

药物组成　鹤虱、苦参、生百部、土茯苓、蛇床子、白鲜皮各30g，川花椒、川黄柏、龙胆草、地肤子各15g。

用　　法　上药加水2~3L，煮沸20分钟，去渣取汁，将药汁倒入净盆中，趁热先熏后洗再坐浴，每次20~30分钟。每日1剂，早、晚各1次。阴道内瘙痒者熏洗阴道，也可用带线棉球蘸药液塞入阴道内，第2天早晨取出。10天为1个疗程，最多用药2个疗程。

功效主治　清热燥湿，祛风止痒。主治外阴瘙痒症。

注意事项

（1）忌乱用、滥用药物，忌抓搔及局部摩擦。

（2）注意经期卫生，保持外阴清洁干燥。不要用热水洗烫，忌用肥皂。

（3）检查是否有霉菌或滴虫，如有应及时治疗，而不要自己用"止痒水"治疗。

（4）不穿紧身兜裆裤，内裤应透气、宽松，以棉制品为宜。

（5）久治不愈者应做血糖检查。

（6）加强营养，多吃富含维生素、蛋白质的食物。忌酒及辛辣食物，不吃海鲜等易引起过敏的食物。

（7）避免精神紧张、烦躁，控制情绪变化。

第七节　滴虫性阴道炎

滴虫性阴道炎是由阴道毛滴虫引起的阴道炎，为妇科最常见的阴道炎症之一，具有较强的传染性。

临床表现

　　主要症状为阴道分泌物增多及阴道口、外阴瘙痒，间或有外阴部、阴道灼热、疼痛以及性交痛等。分泌物的典型特点为稀薄脓性、泡沫状、黄绿色、有臭味。若合并尿道感染，可有尿频、尿痛，有时可见血尿。阴道毛滴虫能吞噬精子，并可以阻碍乳酸生成，影响精子在阴道内存活，可致不孕。妇科检查见阴道黏膜充血，严重者可有散在出血点，甚至宫颈有出血斑点，形成"草莓样"宫颈，后穹隆有多量白带，呈灰黄色、黄白色稀薄液体或黄绿色脓性分泌物，常呈泡沫状。带虫者阴道黏膜没有异常改变。阴道毛滴虫感染易导致细菌性继发感染，白带呈草绿色，有臭气。

熏洗法

（1）蛤蟆草洗剂

药物组成　蛤蟆草（鲜）适量。

用　　法　洗剂：取上药500g，加水3L，煮沸10分钟，取滤液备用。浓缩剂：取上药500g，加水1L，煮沸，浓缩至500ml再过滤备用。先用洗剂冲洗阴道，后用干棉球蘸浓缩剂放入阴道内，每日1次，7天为1疗程。

功效主治　滴虫性阴道炎所致带下、阴痒。

（2）阴道熏洗方

药物组成 雄黄20g，蛇床子、五倍子、苦参、黄柏、川椒、百部各15g，土茯苓12g，白矾、冰片各10g（均溶化后兑入药汁中）。

用　法 上药加水1L，溶出药液，倒入盆中，先趁热熏蒸阴部，待温度适宜时，坐浴15～20分钟，并用冲洗器取药液冲洗阴道后用棉签蘸药液抹绕阴道两圈，每日早、晚各洗1次，2日1剂，每次熏洗前煮沸，6日为1个疗程。

功效主治 清热燥湿，杀虫止痒。主治滴虫性阴道炎和真菌性阴道炎。

附　注 外阴溃破者去川椒、雄黄，加紫花地丁15g；白带多加滑石粉15g。

（3）百部蛇床子汤

药物组成 蛇床子20g，生百部20g，金银花15g，苦楝根皮15g，花椒10g，白矾15g。

用　法 将上药择净捣碎，放入药罐中，加水2L，煮沸后去渣取汁，先盛一盆药液趁热熏蒸外阴，待药液温热不烫皮肤时，坐浴浸洗阴部。剩余药液待温后再足浴，每日睡前1次，每次30分钟，每日换药1剂，7日为1个疗程。

功效主治 清热燥湿，杀虫止痒。适用于滴虫性阴道炎。

（4）黄柏苍术藿香方

药物组成 黄柏30g，苍术15g，藿香叶15g，白矾10g。

用　法 将前3药入锅中，加水适量，煎沸，去渣取汁，倒入盆内，加入白矾，先熏外阴，待药温降至40℃左右时，再足浴。每日1次。

功效主治 清热燥湿，杀虫止痒。主治滴虫性阴道炎。

（5）祛风止痒汤

药物组成 荆芥、防风各40g，苦参、艾叶、透骨草各20g，蛇床子、地肤子各30g，白矾10g。

用　法 将上药加清水2L，煎沸后把药液倒入盆内，待温后浸洗患部（外阴、阴道），每次浸洗30分钟。每日1剂，每日洗2～3次。

| 功效主治 | 祛风止痒，清热除湿，主治滴虫性阴道炎、荨麻疹、湿疹。 |

（6）苦参狼毒杀虫方

药物组成	蛇床子30g，苦参30g，狼牙草20g，白鲜皮20g。
用　　法	上药加水2L，煎煮30分钟，去渣取汁。待药液温度适宜时坐浴。并用手指裹纱布蘸药液尽可能擦洗阴道深部。坐浴后可将灭滴灵放入阴道深处。每日1次。
功效主治	滴虫性阴道炎所致的带下。

（7）金龟莲洗剂

药物组成	土茯苓、金龟莲、苦参、生百部、虎杖、乌梅、蛇床子、鹤虱各30g，重楼20g，雄黄、白矾、龙胆草、花椒各15g。
用　　法	上药加水适量煮沸15分钟，取汁待温，每日早、晚冲洗外阴及阴道，反复冲洗。每日1剂，10天为1个疗程。
功效主治	清热利湿，杀虫止痒。主治滴虫性阴道炎。

（8）桃树叶方

药物组成	樱桃树叶（或桃树叶）500g，白矾10g。
用　　法	将树叶入锅中，加水适量，煎沸去渣取汁，加白矾，放入盆内，先熏外阴，待药温降至40℃左右时，再足浴。每日1次，每次10~30分钟，每天1剂，连续10日左右。
功效主治	利湿，杀虫，止痒。适用于滴虫性阴道炎。

（9）十味熏洗方

| 药物组成 | 土茯苓、苦参、蛇床子各30g，花椒15g，乌梅10g，苦楝根皮、地肤子、黄柏各20g，白矾5g，雄黄3g。 |
| 用　　法 | 上药加清水2.5L，煮沸5~10分钟，把药液倒入盆内，趁热先熏后洗外阴、阴道，再坐浴，并擦洗外阴、阴道。每日1剂，早、晚各熏洗 |

1次，10日为1个疗程。经期停用。

功效主治 清热解毒，燥湿杀虫，祛风止痒。主治滴虫性阴道炎。

（10）苦参黄柏煎

药物组成 苦参30g，土茯苓50g，黄柏、当归尾各20g，蛇床子15g，花椒、生姜皮、枯矾各10g，冰片9g。

用 法 先将前7味药加清水800ml，煎沸20分钟，把药液倒入盆内，将枯矾、冰片溶化后加入药汁中，趁热熏洗外阴部，待药液温后坐浴20～30分钟，然后以示指缠纱布伸入阴道内抹洗2圈。每日2次，每剂可用2日，连续用药1周。经期停用。

功效主治 清热利湿，杀虫止痒。主治滴虫性阴道炎。

（11）参百二子汤

药物组成 苦参、生百部、地肤子、蛇床子、白鲜皮各20g，石榴皮、川黄柏、紫槿皮、枯矾各15g。

用 法 上药加清水2～2.5L，煮沸10分钟后，用干净的布滤去药渣，把药液放在干净的盆内，趁热先熏后洗阴道，再坐浴，最好同时用棉签蘸盆中药液，轻轻地擦洗阴道壁。每次熏洗10～15分钟。每日1剂，早、晚各熏洗1次，连用7日为1个疗程。

功效主治 清热燥湿，杀虫止痒。主治滴虫性阴道炎。

（12）苦参二叶煎

药物组成 苦参70g，鲜柳树叶、贯众各50g，蛇床子100g。

用 法 以上是1个疗程用药量。上药加水500ml，煎煮2次，取两次滤液浓缩至80ml。另做14个大棉球，以线扎紧（留出线头10～15cm，以便置入阴道后取出），经高温消毒后浸吸浓缩药液。每晚睡前阴道内置棉球1个，次晨取出。连续14次（晚）为1个疗程。上药前先用0.1%高锰酸钾溶液清洗外阴。

功效主治 清热解毒，燥湿杀虫，祛风止痒。主治滴虫性阴道炎。

（13）仙鹤子液

药物组成 仙鹤草15g，大风子、蛇床子、苦参、黄柏、百部、皂角、紫草、土槿皮各6g，雄黄1.5g，冰片3g。

用　法 上药加清水1.5L，煎至1L，倒入盆内，趁热熏洗30分钟，每剂煎水4次，每日早、晚各熏洗1次，2日1剂，10日为1个疗程。

功效主治 清热解毒，利湿，杀虫止痒。主治滴虫性阴道炎和细菌性阴道炎。

（14）白黄冰片方

药物组成 白花蛇舌草60～90g，木槿皮、黄柏、苦参、蛇床子各15g，冰片（烊化兑入）3g。

用　法 上药加水1.5～2L，煎至800～1000ml兑入冰片，倒入盆内，趁热先熏阴部，待温度适宜时，坐浴，每次30分钟，每日2次，每剂药用2天。

功效主治 清热解毒，祛湿止带，杀虫止痒。主治滴虫性阴道炎和真菌性阴道炎等，证属湿热毒盛型。

附　注 用药期间禁房事，忌辛辣。衣被、内裤要勤换洗，并煮沸消毒。

注意事项

（1）治疗期间禁房事，防止交叉感染，最好夫妇双方同时用外洗方治疗。

（2）保持浴巾的清洁及干燥，并常在太阳下晾晒。

（3）经期禁用外治药、阴道冲洗及坐浴等。

（4）西药甲硝唑是治疗滴虫感染较好的药物。可口服，每次1片（200mg），1日3次，连服7日为1个疗程；也可阴道塞用，每晚阴道塞1片（200mg），用7日。停药2日后再赴医院复查（白带常规），若未找见滴虫，按常规再治疗两个疗程，每个疗程7～10日。

非特异性阴道炎

临床以"带下多"为特征，为妇科常见多发病。其因有三，一是外因，多因阴道内使用了腐蚀性的药物，或者有异物（如放子宫托、棉花等），手术损伤，或盆腔炎继发感染等所致；二是内因，如脾虚生湿，湿郁化热，或脾经湿热下注；三是内外合因，如气血虚弱，复感外邪所引起。

临床表现

带下增多或呈脓状，阴部灼热或者有下坠感。常伴有尿频、尿痛等症。

熏洗法

（1）苦参熏洗方

药物组成　①熏洗方：白鲜皮、薏苡仁、土茯苓各30g，黄柏、金银花各15g，苍术、萆薢、白芷各10g，蝉蜕4g。若见阴部干涩、灼热瘙痒者去萆薢、金银花，加制首乌、当归、生地黄。②冲洗方：蛇床子30g，五倍子、枯矾各10g，雄黄3g。

用　法　方①熏洗方：加水煎至500～1000ml，每日1剂，先熏后洗，留汤备用。每日2～3次。方②冲洗方：加水煎至150～200ml，每日1剂，用注射器或冲洗器冲洗阴道，然后仰卧10～30分钟，每晚1次，以上两方必须配合使用，1周为1个疗程。月经期暂停用药。

功效主治　清热利湿，解毒杀虫，祛风止痒。主治各种阴道炎。

附　注　因本病易复发，所以临床治愈后还应用药，以巩固疗效，阴道干涩者，宜用冲洗方冲洗阴道。治疗期间应避免性生活，勤换内裤，用开水泡洗后晒干。

（2）熏洗方

药物组成 蒲公英、败酱草各30g，金银花、紫花地丁、黄柏、苦参、连翘各15g。

用　法 上药加清水2.5L，煎至2L，把药液倒入盆内，趁热熏洗外阴、阴道部（先熏后洗）30分钟。每晚熏洗1次，每剂可连用3日。同时服丹栀逍遥丸，每袋丸分3次服，日服2次，白开水送服。

功效主治 清热解毒，燥湿止带。主治细菌性阴道炎（黄白带）。

（3）百蛇熏洗方

药物组成 土大黄、蛇床子、苦参、百部、苍术各15g，川椒、艾叶各10g，冰片（后下）1g，大青盐少量。

用　法 上药加清水2L，煎至1.5L，把药液倒入盆内，趁热先熏后洗外阴、阴道部。每日熏洗1～2次，每次30分钟，每剂可用2次。同时加服黄柏、芡实、苍术、茯苓、车前子、鸡冠花各15g，焦栀子、白果、醋柴胡各10g，龙胆草、淮山药各12g，生薏苡仁30g，水煎服，每日1剂，日服2次。

功效主治 清热解毒，燥湿止带。主治非特异性阴道炎。

附　注 本方用于治疗真菌性阴道炎、滴虫性阴道炎、老年性阴道炎均有较好的疗效。

（4）治阴道炎方

药物组成 鲜桃树叶60g，嫩苦参30g，蛇床子、生大黄各15g。

用　法 上药加清水3L，煎至2～2.5L，把药液倒入盆内，趁热熏蒸外阴部，待温时即坐浴浸洗，待药汁全冷为止。每日1剂，早、晚各熏洗1次。

功效主治 清热燥湿，杀虫止带。主治阴道炎。

（5）茱萸浴汤

药物组成 五味子、吴茱萸（汤泡）、蛇床子、杜仲（炒去丝）、海桐皮各50g，木香、丁香各25g。

用　法 上药共研粗末，和匀，备用。每取药末25g，以生绢袋盛，用3大碗水煎数沸，趁热先熏后洗下部，早、晚2次熏洗。

功效主治　温经散寒，温肾止带。主治下焦虚冷，脐腹疼痛，带下五色，月水崩漏，淋漓不断。

注意事项

（1）患有阴道炎的患者应注意治疗期间的身体保健工作，在治疗期间不能同房，以免导致其他疾病或传染给性伴侣。

（2）不吃辣椒、葱、姜、蒜等辛辣食品，这些食品易生燥热，会加重病情的发展；不能吸烟喝酒；多吃新鲜蔬菜及水果，以保持大便通畅，多喝水防止尿道感染。

（3）不能吃巧克力、糖果、点心等甜食以及油腻的食物，会增加白带的分泌量，并影响治疗效果。平时注意饮食营养，多吃清淡食物。

（4）患有阴道炎后，首先要积极配合医生治疗。平时注意保持外阴清洁干燥，避免搔抓。穿纯棉质的内裤，勤换内裤，单独洗涤，以防交叉感染。

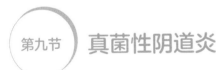

真菌性阴道炎由真菌感染引起。人体最主要的真菌属于白色念珠菌属，故真菌性阴道炎实际上即念珠菌阴道炎或阴道念珠菌病。本病属于传统中医"阴痒"之范畴，认为是湿热蕴结，并加外受毒邪感染所致，中医采用驱邪与扶正并举进行治疗。

临床表现

临床表现为白带增多，外阴、阴道瘙痒，有灼烧感，小便疼痛，外阴周围常水肿、发红，皮肤可发生很浅的水疱丘疹，成群出现，也可形成湿疹状糜烂，局限于外阴或向周围扩展至会阴、肛门周围及股生殖皱襞，直至大腿内侧、外表，类似急性或者亚急性湿疹；阴唇及阴蒂附近黏膜增厚，互相接触的皮肤表面潮红糜烂；个别可导致微小的白色脓疱，严重时发生溃疡、外阴疼痛及局部淋巴结肿大。

熏洗法

（1）百部地丁汤

药物组成 地肤子、苦参、百部、蛇床子、紫花地丁各30g，薄荷、甘草各20g，黄柏、秦艽、白鲜皮、青蒿、紫草各15g，枯矾10g。

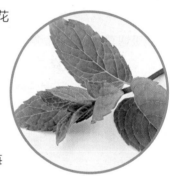

用　法 上药加水1L左右，浓煎20～30分钟，去渣取汁，倒入净盆中，趁热先熏后洗再坐浴，每次20～30分钟，每日早、晚各1次。

功效主治 清热解毒燥湿，祛风杀菌止痒。主治真菌性阴道炎。

（2）马鞭草汤

药物组成 马鞭草150g，雄黄20g，冰片2g。

用　法 先将马鞭草加水1.5L，煎煮10分钟，加入包好的雄黄和冰片，再煎煮5分钟后即滤汁去渣，把药液倒入盆中，趁热先熏后洗外阴、阴道。每次浴洗20分钟后，将马鞭散（马鞭草60g，冰片2g，研细混匀）撒布于阴道内。每日1次，每剂可连用2日。5～7日为1个疗程。经期停用。通常用药1～3个疗程即可治愈。

功效主治 清热解毒，杀虫止痒。主治真菌性阴道炎。

（3）熏洗方

药物组成 生黄精30g，生大黄、蒲公英、黄柏、苦参、白鲜皮各15g，川椒12g。

用　法 将上药倒入中等搪瓷盆内，加冷水半盆，煎煮30分钟，趁热熏蒸外

阴，待药液不烫手时，把一部分药液倒
入干净小盆或瓷碗中，用少量纱布或
者干净薄细布缠在右手示指上蘸药
水洗外阴、阴道。每晚熏洗1次。次
日在药渣中再加水至半盆，熬开后
继续如上法使用。每剂可连用3日。
同时加服分清五淋丸，每袋分3次服
用。日服2次，白开水送下。

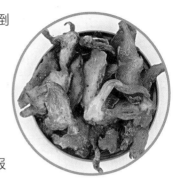

功效主治　清热解毒，燥湿止痒。主治急性膀胱炎、真菌性阴道炎、不孕症，凡
因湿热下注所致者均可用之。

附　注　在治疗期间，忌食辛辣的食物；禁止性生活。

（4）二苦百部汤

药物组成　土茯苓、苦参、苦楝根皮、百部、土蛇床子、乌梅、川黄柏、地肤
子、土槿皮、儿茶各等份。

用　法　上药共研粗末，备用。每取100g，加清水1.5L，煮沸5～10分钟，
把药液倒入盆内，趁热先熏后洗再坐浴，并反复擦洗外阴、阴道，每
次熏洗15～30分钟。每日1剂，早、晚各熏洗1次。

功效主治　清热除湿，杀虫止痒。主治真菌性阴道炎。

（5）治霉洗剂

药物组成　苦参、蛇床子、土茯苓、生百部各30g，白鲜皮、地肤子、土槿皮各
15g，花椒10g，龙胆草、明矾（后入）各9g。

用　法　上药加清水2L，煮沸20～30分钟，把药液倒入盆内，待温时，
用消毒纱布或棉球蘸药液洗浴外阴、阴道。每日1剂，早、晚各洗
1次。经期停用。

功效主治　清热解毒，燥湿杀虫，祛风止痒。主治真菌性阴道炎。

附　注　在用药过程中，洗后也可以用线缚住一大小适宜的消毒棉球，浸足药
液，留置阴道深处，次晨拖出。每晚1次，10次为1个疗程。如果阴
痒破溃，去花椒。

（6）三子雄黄汤

药物组成 地肤子、蛇床子、五倍子、黄柏、川椒、苦参、木槿皮、白鲜皮、百部、大胡麻各15g，雄黄20g，土茯苓12g，白矾、冰片各10g。

用 法 将上药装入袋中，加水1L，煮沸20分钟，去渣取汁，倒入净盆中，趁热先熏后洗再坐浴，每次15~30分钟，或者用药液冲洗阴道。每日2次，每日1剂，6天为1个疗程。

功效主治 清热解毒燥湿、祛风杀菌止痒。主治真菌性阴道炎。

附 注 外阴破溃者，去川椒、雄黄，加紫花地丁15g；白带多者加滑石粉15g。

（7）虎杖煎

药物组成 虎杖根100g。

用 法 上药加清水1.5L煎至1L，取药汁晾至温，坐浴10~15分钟。每日1次，7日为1个疗程。

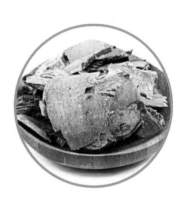

功效主治 清热利湿。主治真菌性阴道炎。

（8）参百蛇洗剂

药物组成 苦参、蛇床子各30g，龙胆草20g，木槿皮、黄柏、生百部、花椒、地肤子各15g。

用 法 上药加清水2~3L，煎煮30分钟左右，把药液倒入盆内，趁热先熏后洗再坐浴，并反复擦洗患部（外阴及阴道部），每次熏洗20~30分钟。每日熏洗1~2次，每剂可用2次，10日为1个疗程。另取带线消毒纱布球，浸透药液，嘱患者每晚坐浴后自塞1个纱球于阴道后穹部，线头留在外面，以便于次日取出。

功效主治 清热解毒，燥湿杀虫。主治真菌性阴道炎及滴虫性阴道炎。

附 注 用药期间禁止性生活；忌食辛辣及厚味的食物。

注意事项

（1）治疗期间禁房事，防止交叉感染，最好夫妇双方同时用外洗方治疗。

（2）经期禁用外治药、阴道冲洗及坐浴等。

（3）保持浴巾的清洁和干燥，并常在太阳下晾晒。

（4）也可用中药外治后，阴道内塞洁尔阴泡腾片1片，每晚1次，7次为1个疗程，共治疗3个疗程。

第十节　老年性阴道炎

老年性阴道炎是由于卵巢功能衰退，雌激素水平降低，阴道壁萎缩，黏膜变薄，上皮细胞内糖原含量减少，阴道内pH值上升，局部抵抗力降低，致病菌入侵繁殖导致的炎症。

临床表现

常见于绝经后的老年妇女，主要症状是白带增多，多为黄水样，严重者可为脓性，有臭味，有时为淡血性，甚至发生少量阴道流血，常伴下腹及阴道坠胀感，阴道皮肤受炎性分泌物影响，外阴有瘙痒或灼热感。

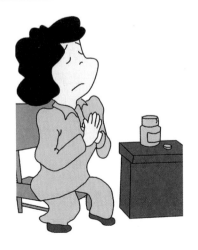

熏洗法

（1）野菊花汤

药物组成 野菊花、蛇床子、苦参、甘草各30g。

用　　法 上药加水1L，煎煮15分钟，把药液倒入盆内，待温时坐浴20分钟。每日1剂，早、晚各洗1次，10日为1个疗程。

功效主治 清热解毒，祛风止痒。主治老年性阴道炎。

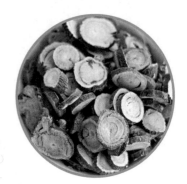

（2）阴痒洗剂

药物组成 蒲公英、苦参、蛇床子、生百部、地肤子、白鲜皮、紫槿皮各30g，龙胆草、花椒、川黄柏、苍术、枯矾各10g，鲜桃树叶60g。

用　　法 上药加清水3L，煎至2～2.5L，把药液倒入盆内，趁热先熏后洗阴部，再坐浴，并用药液涂于阴道壁，或冲洗阴道，或以带线的纱布棉球浸透药液，塞入阴道后穹处。洗后睡前自塞，次日取出。每次熏洗30分钟。每日1剂，早、晚各熏洗1次，10日为1个疗程。

功效主治 清热解毒，燥湿杀虫，止痒。主治老年性阴道炎。

（3）百部银花汤

药物组成 苦参、百部、蛇床子各30g，白鲜皮20g，金银花、黄柏各15g，川椒、荆芥各12g，枯矾9g。

用　　法 上药加水1.5L，煎沸20～30分钟，去渣取汁，倒入净盆中，趁热先熏后洗再坐浴，每次30分钟，每日1～2次。

功效主治 清热燥湿，杀菌止痒。主治老年性阴道炎。

（4）白冰方

药物组成 白花蛇舌草60～90g，蛇床子50g，黄柏、苦参、木槿皮各15g，花椒9g，冰片3g。

| 用　　法 | 上药加清水适量（通常用2.5L），煎沸5～10分钟，把药液倒入盆内，再入冰片溶于药液中，待温时坐浴20～30分钟。每日1剂，日洗2次。 |

| 功效主治 | 清热解毒，燥湿杀虫。主治滴虫性阴道炎、老年性阴道炎、真菌性阴道炎、外阴炎、外阴白斑等。 |

| 附　　注 | 皮肤有破损者去花椒。 |

（5）蛇白苦参汤

| 药物组成 | 蛇床子30g，白鲜皮、地肤子、龙胆草、苦参各15g，花椒、防风各12g。 |

| 用　　法 | 上药加清水2L，煎煮20分钟后连渣倒入盆内趁热熏洗阴部。每日熏洗3次，每剂药可用1～2日，6日为1个疗程。 |

| 功效主治 | 清热解毒，燥湿杀虫，止痒。主治老年性阴道炎。 |

（6）苦参百蛇煎

| 药物组成 | 蛇床子、白鲜皮、百部、苦参、鹤虱、紫花地丁、蒲公英、黄柏各30g，川椒15g，枯矾10g。 |

| 用　　法 | 上药加水煎2次，取浓汁500ml冲洗阴道（先用盐水擦洗、再用药液冲洗）。每日1次，6次为1个疗程。 |

| 功效主治 | 清热解毒，燥湿杀虫。主治真菌性阴道炎、滴虫性阴道炎、老年性阴道炎。 |

| 附　　注 | 如重度滴虫性阴道炎患者，可配合使用阴道塞入甲硝唑（灭滴灵）药片，效果更佳。 |

注意事项

（1）对持续赤带不止，或带下秽臭杂色者，应与生殖道恶性肿瘤鉴别。

（2）本病治疗重在补肾，增强抗病能力，预防本病发生。

（3）保持外阴和阴道清洁卫生。

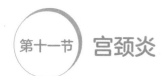
宫颈炎

宫颈炎为妇科常见疾病之一。在正常情况下，宫颈具有多种防御功能，包括黏膜免疫、体液免疫及细胞免疫，是阻止病原菌进入上生殖道的重要防线，但是宫颈亦受分娩、性交及宫腔操作的损伤，并且宫颈管单层柱状上皮抗感染能力比较差，易发生感染。本病以带下增多，色质气味异常改变为临床主要症状，故属"带下病"范畴。

临床表现

1. 症状及体征

大部分患者没有症状。有症状者主要表现为阴道分泌物增多。急性宫颈炎阴道分泌物呈黏液脓性，阴道分泌物刺激可造成外阴瘙痒及灼热感，或见经期间出血、性交后出血等症状。若合并尿路感染，可出现尿频、尿急、尿痛等泌尿道症状。慢性宫颈炎分泌物呈乳白色黏液状，有时为淡黄色脓性或带血性。宫颈息肉、重度糜烂患者常有血性白带或性交后出血。妇科检查可见急性宫颈炎患者宫颈水肿、充血、黏膜外翻，有脓性分泌物从宫颈管流出，宫颈触痛，触之易出血。如果为淋病奈瑟球菌感染，因尿道旁腺、前庭大腺受累，可见尿道口、阴道口黏膜充血、水肿以及多量脓性分泌物；慢性宫颈炎患者宫颈有不同程度的糜烂、肥大、充血、水肿，或质硬，或见裂伤、息肉、外翻及宫颈腺囊肿等。

2. 并发症

（1）不孕症　因黏稠的脓性白带不利于精子的穿过以及炎症改变了阴道内的pH，不利于精子的存活而造成不孕。

（2）盆腔炎　宫颈炎严重时感染可以沿着宫颈管上行，造成子宫内膜炎及输卵管炎，甚至盆腔结缔组织炎。

（3）宫颈癌　慢性宫颈炎经久不愈，长期炎症刺激，可诱发宫颈癌。

熏洗法

（1）黄柏洗阴方

药物组成　黄柏30g。

用　法　上药加水500ml，煎煮20分钟，去渣取汁，趁热熏洗外阴和阴道，再用带线药球放在糜烂面上，药球制法：苦参、儿茶、黄柏各25g，枯矾20g，冰片5g共研细末，用香油调匀成糊状，消毒纱布包好，扎成球状，留线可拖至阴道外。每隔2日上药1次，10次为1疗程。

功效主治　清热燥湿，祛腐生肌。主治宫颈糜烂。症见带下色黄质稠或夹有血丝等。

（2）狼毒洗阴方

药物组成　狼毒90g。

用　法　上药加水1L，煎煮30分钟，去渣取汁，待温度适宜时，取药液冲洗阴道，每日1～2次，7次为1疗程。

功效主治　宫颈炎所致带下病。

（3）宫颈炎Ⅱ号

药物组成　野菊花、紫花地丁、半枝莲、丝瓜叶各30g。

用　法　上药加水1L，煎煮40分钟，取药液备用。取药液趁热熏洗阴部，每日1次，7天为1疗程。

功效主治　湿热型宫颈炎。

（4）苦百洗剂

药物组成　百部根、苦楝根、射干各50g。

用　法　上药加水1L，煎煮30分钟，去渣取汁，待温度适宜时，取药液冲洗阴道，每日1～2次，7次为1疗程。

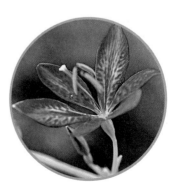

| 功效主治 | 杀虫止痒。主治阿米巴性宫颈炎。 |

（5）千虎煎

| 药物组成 | 虎杖50g，千里光50g。 |

| 用　　法 | 上药加水1L，煎煮20分钟，去渣取汁，待药温至35℃时，冲洗阴道。冲洗完毕把药球放入宫颈后穹窿，3～4日取出。药球制法：蛇床子、虎杖、枯矾各10g，冰片3g，共研细末，消毒纱布包好，扎成球状，留线可拖至阴道外。2～3次为1疗程。 |

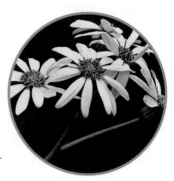

| 功效主治 | 清热解毒除湿。主治宫颈炎。 |

（6）四味消毒方

| 药物组成 | 半枝莲、紫花地丁、野菊花、黄柏各30g。 |

| 用　　法 | 取上药加水500ml，煮沸10分钟，取滤液备用。当其温度适宜时冲洗阴道或用棉球浸药汁塞阴道，每日1次。 |

| 功效主治 | 急性宫颈炎。 |

（7）连柏活血解毒方

| 药物组成 | 黄柏、连翘、丹参各30g，赤芍20g，黄连15g，皂角刺10g，红花6g。 |

| 用　　法 | 上药加水1L，煎煮30分钟，去渣取汁，待温度适宜时，将患处充分浸泡于药液内坐浴，每日3～4次，每次半小时，7天为1疗程。如果红肿脓成熟后，应切开引流，每日用黄连液冲洗脓腔，冲洗之后用红粉膏纱条做引流条，仍每日坐浴3次。 |

| 功效主治 | 宫颈炎。 |

（8）宫颈炎洗方

| 药物组成 | 刘寄奴、蒲公英各60g，败酱草、山慈菇、黄柏、苦参、金银花各30g，白花蛇舌草100g。 |

用　　法 上药加水1.5L，煎煮30分钟，取药液1L备用。待药液温度降至20~30℃时，让患者取膀胱截石位，用扩阴器扩开阴道，用胶管导上药冲洗宫颈，每日1次。

功效主治 肝经湿热型宫颈炎。治疗期间禁房事。

注意事项

（1）治疗期间、经期忌行房，性事前后做阴部清洗。

（2）日常注意外阴清洁卫生。盆、毛巾专用，内衣裤常洗常换。

（3）注意休息，避免劳累。

（4）加强锻炼和营养，提高机体免疫力。

（5）积极地治疗炎症，采用适合自己的疗法，并按照医生的嘱咐治疗。

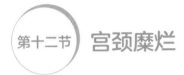

第十二节 **宫颈糜烂**

宫颈糜烂，多见于经产妇女。多因湿热蕴于下焦，郁而化火，伤及胞络而致病。

临床表现

带下增多，多呈黄色，脓性，或者有接触性出血，常见血性分泌物，或伴有下腹胀痛及腰酸。妇科检查可见宫颈外口周围呈鲜红、有颗粒状或凹凸不平乳头样突起，依据糜烂面积的大小和病变程度分为三度。

熏洗法

（1）柏竭散

药物组成 黄柏15g，五倍子12g，血竭8g，锡类散6支。

用　法 先将上述药材前3味共研细末，再入锡类散和匀，贮瓶备用。用前先用苦柏洗剂（川黄柏、苦参各30g，硼砂3g，冰片2.5g。将前2味加水1L煎沸，把药液倒入盆内，再入硼砂、冰片溶化于药液中）趁热先熏后洗外阴、阴道，并坐浴20～30分钟，拭干。洗后将带线棉球蘸满药粉，自己塞入阴道内，次日取出。于晚睡前用药1次，10次为1个疗程。

功效主治 清热解毒，收敛止痒，祛腐生肌。主治宫颈糜烂。

（2）黄倍散

药物组成 黄柏、五倍子各7.5g，炒蒲黄3g，冰片1.5g。

用　法 上药共研细末，贮瓶备用，勿泄气。用时先用1%绵茵陈煎剂冲洗阴道，并拭干，再取本散适量喷撒于宫口糜烂处，用遮盖糜烂面为度（如果阴道较松者，再塞入塞子，保留24小时，自行取出）。隔日冲洗、喷药1次，10次为1个疗程。

功效主治 消炎拔毒，收敛生肌。主治宫颈糜烂、小腹胀痛、白带增多。

（3）治糜灵

药物组成 苦参、儿茶、黄柏各25g，枯矾20g，冰片5g。

用　法 先将上述药材洗净烘干，共研成细末，过200目筛，后加入冰片同研细和匀，贮瓶密封备用。用时先用黄柏30g，硼砂6g，加清水500ml，煎沸5分钟，把药液倒入盆内，趁热先熏后洗再坐浴，熏洗外阴及阴道，洗后并拭干，再将带线棉球蘸上述药材粉或药糊（用香油调成糊状）放在糜烂面上，

24小时后自己把药棉取出。每隔2日上药1次，10次为1个疗程。

功效主治 清热燥湿，祛腐生肌。主治宫颈糜烂，腰以下腹痛，白带多，甚至带脓性分泌物。

（4）蛇柏洗剂

药物组成 蛇床子、黄柏、苦参、贯众各15g。

用　　法 上述药材加清水600ml，煎沸5分钟，把药液倒入盆内，待微温后浸洗阴道20分钟。每日1次，每剂可用2次。

功效主治 清热燥湿，生肌。主治宫颈糜烂。

注意事项

（1）注意各关键时期的卫生保健，特别是经期、妊娠期及产后期。

（2）保持精神愉快，加强锻炼，增强抗病能力。

（3）保持外阴清洁，可用清水冲洗，不要每天使用各种阴道冲洗液冲洗会阴部，防止破坏阴道正常酸碱度，产生细菌感染引发炎症。

（4）定期妇科检查，有妇科炎症要及时对症治疗。必要时可采用手术方式进行治疗。

（5）注意性生活卫生，性生活前男女双方都要清洗外阴，男方要注意清除包皮垢。

（6）饮食宜清淡，多吃蔬菜、水果及清淡食物，并注意休息。

（7）做好避孕节育，防止产生流产刮宫后的创伤。

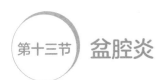 第十三节　盆腔炎

盆腔炎，与中医学的月经不调、带下、痛经、热病等病的症状有相似之处，为妇科的常见病。尤以慢性盆腔炎病情顽固，根治颇为困难。

临床表现

高热，下腹剧痛，腹肌紧张而拒按，带下黄赤，月经量多，脉洪数，苔黄腻，多为急性盆腔炎；如低热，少腹绵绵作痛，经前后为甚，带下色黄，或者形成癥瘕包块等，多为慢性盆腔炎。

熏洗法

（1）解毒洗剂

药物组成 金银花、蒲公英、侧柏叶、大黄、黄柏各60g，败酱草、丹参、益母草各50g，薄荷（后入）、泽兰各30g，延胡索15g。

用 法 上述药材加清水4L煎至3L，把药液倒入盆内，趁热先熏后洗患处（下腹部），再坐浴，每次熏洗30分钟。2日1剂，每日早、晚各1次，5日为1个疗程。

功效主治 清热解毒，活血化瘀，理气止痛。主治急性盆腔炎。

（2）化瘀消癥汤

药物组成 鸡血藤、三棱、莪术各50g，川楝子、透骨草、荔枝核、败酱草、鱼腥草、丹参、桂枝、红花、小茴香各30g，白芷、香附、延胡索各20g。

用 法 将上述药材放入纱布袋内，加热后稍晾，待适用于腹部耐受程度时，少腹部局部熏桶治疗，或用电热药物熏桶仪自行调节药气温度于小腹部或脐部熏桶治疗，每次30分钟。每日2次，1个月为1个疗程。

功效主治 理气止痛，活血化瘀，祛湿消癥。主治慢性盆腔炎，炎性包块，子宫内膜异位症（属于妇科癥瘕范围者）。

（3）三草茴香液

药物组成 小茴香50g，炮姜、白花蛇舌草、败酱草、益母草、当归、川芎各20g，生蒲黄、肉桂、醋元胡、五灵脂、没药各15g。

| 用　　法 | 上述药材加水煎2次。把药液置入中药熏蒸汽自控治疗仪中蒸下腹部。每日2次，5天为1个疗程，间隔7天，再行下一个疗程。 |

| 功效主治 | 清热解毒，活血化瘀，散结止痛。主治慢性盆腔炎。以引产、流产后继发者为最多。 |

（4）消炎化瘀汤

| 药物组成 | 红藤、大黄、川黄柏、姜黄、枳壳、莪术、苍术、三棱、赤芍、白芷、厚朴、红花、防风、炒艾叶、香附、泽兰、天花粉、败酱草、乳香、没药、草乌、川乌、当归、丹参各15～30g。 |

| 用　　法 | 上述药材共研细末，用温水和白酒各适量调和成糊状，装入布袋中，扎口。取药袋反复揉擦腹部病变区。每次揉擦15～20分钟后，再敷于压痛点处，并上加一热水袋敷熨1小时以上。每日1次。 |

| 功效主治 | 消炎燥湿，活血化瘀，理气消肿。主治慢性盆腔炎、子宫内膜炎、附件炎、术后肠粘连等。 |

（5）浴塞化癥汤

| 药物组成 | ①僵蚕、青黛、川黄连各12g，朱砂、人工牛黄（或用猪胆汁，烘干3倍量代之）各6g，蜈蚣10条，冰片3g；②桑枝、槐枝、柳树枝、椿树皮、柏皮各60～120g，水菖蒲250g（上述药任选1～3种），明矾3g。 |

| 用　　法 | 方①共研细末，分装入胶囊内，备用；方②加清水适量（约1.5L），煎沸5～10分钟。先取方②趁热先熏后洗患处，再坐浴，每次熏洗20～30分钟。洗后拭干，再取方①胶囊1粒塞入阴道内。隔日用药1次。 |

| 功效主治 | 清热解毒，通络散结。主治亚急性、慢性盆腔炎。 |

注意事项

（1）患者可多食瘦肉、鸡蛋、甲鱼、鲫鱼、白菜、菠菜、黄瓜、冬瓜、紫菜、海带、水果、酸奶等，不仅有助于消化，还可以有效地防止肠道感染，提高人体的免疫力。

（2）在生活中要注意饮食调配，注意营养的搭配要均匀，发热期间宜食清淡易消化食物，对高热伤津的患者可给予梨汁、西瓜汁、苹果汁等饮用，但是不要冰镇后饮用。白带黄、量多、质稠的患者属湿热证，应忌煎烤油腻、辛辣的食物。

（3）盆腔炎时白带多，质黏稠，因此要勤换内裤，不穿紧身、化纤质地内裤。

（4）杜绝各种感染途径。保持会阴部清洁、干燥，每晚用清水清洗外阴，专人专盆，切不可用手掏洗阴道内，也不可用肥皂、热水等洗外阴。

（5）月经期、人流术后及上、取环等妇科手术后，禁止性生活，禁止盆浴、游泳、洗桑拿浴，要勤换卫生巾。

（6）慢性盆腔炎患者不要过度劳累，做到劳逸结合，节制房事，以防止症状加重。

（7）急性或亚急性盆腔炎患者要保持大便通畅，并观察大便的性状。如果见便带脓或有里急后重感，要立即到医院就诊，以防盆腔脓肿溃破肠壁，造成急性腹膜炎。

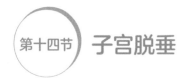

第十四节 子宫脱垂

子宫脱垂，又名"阴挺"。本病多发于产后妇女。多因素体气虚，加之产后损耗，或产后劳役无度，或房劳过甚，或生育过多，耗损肾气，致脾肾气虚，中气下陷，进而造成胞脉松弛所致。

临床表现

患者自觉腹部下坠、腰酸，走路和下蹲时更明显。轻度脱垂者阴道内脱出物在平卧休息后可以自行还纳，严重时脱出物不能还纳，影响行动。子宫颈由于长期暴露在外而发生黏膜表面增厚、角化或发生糜烂、溃疡。患者白带增多，并有时呈脓样或带血，有的发生月经紊乱，经血过多。伴有膀胱膨出时，可出现排尿困难、尿潴留以及压力性尿失禁等。

子宫脱垂为子宫沿阴道向下移位，根据脱垂的程度可分为以下3度。

（1）Ⅰ度 指宫颈外口水平低于坐骨棘水平，未达到处女膜缘，宫颈和宫体仍位于阴道内。此程度子宫脱垂无须治疗，注意休息即可恢复。

（2）Ⅱ度 指子宫颈已脱出阴道口外，而子宫体或部分子宫体仍在阴道内。但因包括范围过大，轻者仅宫颈脱出阴道口外，重者可由于宫颈延长，以致延长的宫颈及阴道壁全部脱出阴道口外。Ⅱ度子宫脱垂又分轻、重两型。①Ⅱ度轻型：子宫颈脱出阴道口外，宫体仍在阴道内；②Ⅱ度重型：宫颈与部分宫体以及阴道前壁大部或全部均脱出阴道口外。

（3）Ⅲ度 指整个子宫体与宫颈都脱出阴道口外。

熏洗法

（1）提脱消糜汤

药物组成 蛇床子、生枳壳、益母草、川黄柏、金银花各15g，紫草根9g。

用 法 上述药材加清水约3L，煎沸10~15分钟，把药液倒入盆内，趁热先熏后温洗再坐浴30分钟。每晚1次，每剂可用2~3次。

功效主治 清热燥湿，活血解毒，理气收脱，杀虫止痒。主治子宫脱垂及糜烂。

附 注 每次熏洗后，溃烂处宜涂生肌玉红膏（中成药），并以月经带护之最佳。又用乌梅9g，五倍子、炒枳壳各15g，黄柏、金银花、甘草各9g。如上法用之，日熏洗3次。用治阴挺兼糜烂，效果亦佳。

（2）子宫脱垂洗方

药物组成 金银花、紫花地丁、蒲公英、蛇床子各30g，黄连6g，苦参15g，黄柏、枯矾各10g。

用 法 上述药材加清水3L，煎至2.5L，把药液倒入盆内，趁热先熏后洗患处，再坐浴，每次熏洗30分钟。每晚1次，每剂可用2~3次。

功效主治 清热解毒，燥湿固脱。主治子宫脱垂伴有黄水淋漓，湿热下注者。

附 注 又用蛇床子25g，乌梅9g，或五倍子、诃子各9g。均加水煎汤，趁热熏洗。用治阴挺，效果亦佳。

（3）外洗方

药物组成　苦参、蛇床子各15g，黄柏9g。

用　法　上述药材加清水1.5L，煎沸5～10分钟，把药液倒入盆内，趁热先熏后温洗患处15～30分钟。每日1剂，日洗3次。

功效主治　清热燥湿，杀虫止痒。主治一度、二度子宫脱垂（阴挺）。

附　注　临证应用，以外治治其标，待症状减轻，病邪已去则停用。同时以内服治其本，治以益气升陷，固涩收脱之法，党参、黄芪、桑寄生、川续断、煅龙骨、煅牡蛎各15g，升麻、柴胡、杜仲炭、车前子、黄柏各9g，水煎内服，日服3次，服至痊愈。又用丹参15g，五倍子、诃子肉各9g。如上法用之，日洗2次。或仅用一味苦参60g，如上法用之，日洗3～6次。用之临床，均有较好的疗效。

（4）子宫脱垂洗剂

药物组成　蛇床子、升麻、枳壳、当归、乳香、没药、赤芍、赤小豆各40g，五倍子15g。

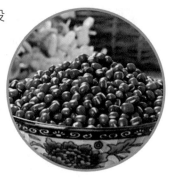

用　法　同"子宫脱垂洗方"。

功效主治　活血化瘀，升提，固脱。主治子宫脱垂。

（5）枯矾汤

药物组成　芒硝、枯矾各35g，黄柏、黄芩各10g。

用　法　上述药材放入砂锅内，加入清水2L，煮沸30～40分钟，捞去药渣，把药汁倒入盆中，趁热熏洗患处20～30分钟。每日1剂，日熏洗2次。

功效主治　清热燥湿，涩肠固脱。主治子宫脱垂。

注意事项

（1）积极治疗可引起腹压增高的咳嗽、便秘等病症。

（2）经常泡脚，同时加服中成药，如补中益气丸或归脾丸等。

（3）产后3个月内充分休息，不宜久蹲、久站或参加重体力劳动。

（4）进行盆底肌肉锻炼，增强骨盆底组织的紧张度。

（5）增强体质，加强营养，有助于病情好转。

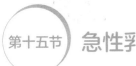
急性乳腺炎

急性乳腺炎为乳腺的急性化脓性感染，是乳腺管内及周围结缔组织炎症，常在短期内形成脓肿，多由金黄色葡萄球菌或链球菌沿淋巴管入侵所引起。多发生于产后哺乳期的妇女。

临床表现

以乳房结块，红、肿、热、痛伴有发热等全身症状，并容易发生传囊（继发的其他乳腺的转移性感染）为特征。随着炎症发展，患者可有高热、寒战、脉搏加快，常有患侧淋巴结肿大、压痛，白细胞计数明显增高。

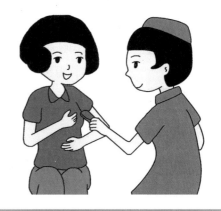

熏洗法

（1）消痈通乳汤

药物组成　鱼腥草60g，忍冬藤、姜黄、连翘、乳香、没药各30g，米醋20ml。

用　法 先将前6味药物加水3L，煮沸25分钟之后，去渣取药液，再倒入米醋搅匀，趁热先熏患处，待药温稍凉时，以6～8层纱布浸入药液中，浸透后取出湿敷患处，每次30～60分钟，每日2次，每剂可用2日。用此方熏洗时，应用吸乳器充分吸出未排空的乳汁，并用乳罩托起患乳，以减少行动牵痛。

亦可配合外用具有提脓去腐、生肌收口等作用的膏药、散剂，以促使疮口早日愈合。

功效主治 清热解毒，通乳透脓，活血消肿。主治急性乳腺炎。

（2）芒硝外敷方

药物组成 芒硝20g。

用　法 溶解于100ml开水中，以纱布蘸药汁敷患处，每日2次，每次25分钟。

功效主治 急性乳腺炎初期。

（3）乳痈初起洗方（一）

药物组成 蒲公英60g，紫花地丁、刘寄奴、红花、乳香各10g。

用　法 上述药材用纱布包，加水1L，煎煮30分钟，趁热熏洗患侧乳房。每次30分钟，每日2～3次，病好后即止。

功效主治 乳腺炎初起未成脓者。

（4）乳痈初起洗方（二）

药物组成 蒲公英30g，刘寄奴30g，红花9g。

用　法 用水1L煎煮上述药材，煮开2～3分钟，取药汁趁热熏洗患处，每次20分钟，每日2次。

功效主治 急性乳腺炎初期。

（5）乳痈初起洗方（三）

药物组成 蒲公英30g，野菊花30g，大黄15g，红花15g，皂角刺6g，冰片

1.5g（后下）。

用　法 上方加清水适量，煮沸10分钟后，把药汁倒入洁净的盆内，趁热先熏蒸双手和患侧乳房，待药温降至适宜时，再温泡双手，并用毛巾蘸取药液湿敷患部。每次30分钟，每日2次，早、晚各1次。

功效主治 急性乳腺炎初期。

（6）乳痈洗剂

药物组成 芒硝200g，野菊花30g，金银花30g。

用　法 先取金银花、野菊花加水2L，煮沸20分钟，去渣取药液，然后加入芒硝搅匀溶解后，趁热熏蒸患处，待温度稍凉时，以小毛巾蘸取药液擦洗患处，或以6~8层纱布浸入药液中，浸透取出后湿敷患处，每次30~60分钟，每日2次，每剂可用2日。

功效主治 清热解毒，通乳散结。急性乳腺炎。

（7）通乳消痈方

药物组成 蛇床子、蔓荆子、苦竹叶、蒺藜子各100g，大风子30g，王不留行、桃枝、吴茱萸根皮各15g。

用　法 加水3L，煎煮30分钟，取药汁1L，趁热熏洗患侧，每次20分钟，每日2次。

功效主治 急性乳腺炎，或继发乳汁不通者。

注意事项

（1）哺乳后按摩乳房。早期按摩吸乳是避免转化成脓肿的关键，可以用手指顺时针按揉，加压推揉，并用吸奶器吸通，排空乳房，不要淤积。

（2）哺乳时避免露乳当风，注意胸部保暖。

（3）体温超过39℃停止哺乳。

（4）保持乳房清洁，注意婴儿口腔清洁，不可含乳而睡。

（5）哺乳后用胸罩托起乳房，饮食清淡，消除不良情绪。

第六章
儿科病症

- 小儿感冒
- 小儿惊风
- 小儿腹泻
- 小儿水痘
- 新生儿黄疸
- 小儿夜啼
- 小儿麻疹

- 鹅口疮
- 疰腮
- 小儿口角流涎
- 小儿积滞
- 小儿疝气
- 婴儿湿疹
- 小儿脱肛

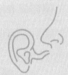

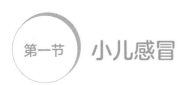

第一节 小儿感冒

感冒是小儿最常见的疾病，相当于西医学的上呼吸道感染，冬春两季发病较多。

临床表现

发热、流涕、喷嚏、咳嗽等症。

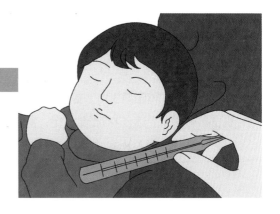

熏洗法

（1）桑菊芦根汤

药物组成 芦根30g，菊花、桑叶、薄荷各9g。

用　　法 上述药材加清水1L，煎沸3~5分钟，把药液倒入小盆内，待汤药温度适宜，给患儿洗澡，周身洗透，尤其胸腹部，每次洗5~10分钟。洗后用柔软毛巾将水擦干，覆被待微汗即可。每日洗1次。

功效主治 辛凉发汗。主治风热感冒。

（2）葱白煎

药物组成 葱白适量（一般为6~9g）。

用　　法 将上述药材切碎，用开水泡汤趁热熏口鼻。每日熏1次，中病即止。

功效主治 通阳解表。主治风寒感冒。

> **附　注**　如乳儿伤风，鼻塞不通，可将葱管划破，贴小儿鼻梁上，效佳。

（3）生姜煎

> **药物组成**　鲜生姜15～30g。
>
> **用　法**　将生姜捣烂，加清水600～1000ml，煎沸5分钟，把姜汤倒入小盆内，待药汤温度适宜，给患儿洗澡，周身洗透，尤其胸腹部，每次洗3～5分钟，洗后用柔软毛巾将水擦干，覆被待其微汗即可。每日洗1次。
>
> **功效主治**　辛温解表。主治风寒感冒。

（4）清热止痉汤

> **药物组成**　鸭跖草30g，桑叶、僵蚕各9g。
>
> **用　法**　上述药材加清水1L，煎数沸，把药液倒入小盆内，待药温适宜时，给患儿洗澡，周身洗透，尤其头部、胸腹部多洗。洗后拭干避风，每日洗2次。

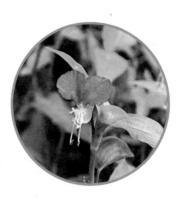

> **功效主治**　清热，祛风，止痉。主治小儿感冒发热抽搐。

注意事项

（1）多给小孩喝温开水，以补充体内水分。

（2）随气候变化，适当给小孩增减衣物，防止受寒或受热。

（3）患病期间，饮食宜清淡并富有营养，多饮水。居室空气要流通，但要避免直接吹风。

（4）小孩治疗可每日2次，治疗后以微出汗为宜，切勿发汗太过。

（5）随时注意小孩的病情变化，注意和其他急性发热的病症相鉴别，一旦有高热不退、呕吐严重、烦躁不安时，应尽快到医院治疗。

（6）伴细菌感染时，可以遵医嘱选用适当的抗生素治疗。

（7）每次治疗后要将患儿用被子盖好，防止再次感受风寒。

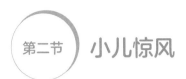

第二节 小儿惊风

惊风，又称"惊厥"，俗名"抽风"。为儿科常见的急危重病症，好发于16岁以下的儿童，尤以婴幼儿为多见。致因复杂，可由多种原因和疾病导致，临床以外感高热或大病、久病之后，脾虚肝旺，肝肾阴虚等引起者较多见。

临床表现

一般多分为急惊风与慢惊风两类。前者发病急骤，常在高热时突然出现四肢拘急、颈项强直、目睛上视、牙关紧闭、抽搐昏迷，病势凶险，多属热证、实证；后者发病相对较缓，发病时嗜睡昏迷、手足蠕动、呼吸较浅、似搐非搐、四肢厥冷，多属寒证、虚证。

熏洗法

（1）蝉蜕煎

药物组成 蝉蜕15g，天竺黄9g。

用 法 上述药材加清水500ml，煎数沸。把药液倒入小盆内，待温度适宜时，用毛巾蘸药水，外洗胸、腹、头面及四肢，反复洗之，每次10分钟。每日2次，每日1剂。

功效主治 息风、化痰、止痉。主治慢惊风。

（2）浴体法方

药物组成 蝎尾、白矾、青黛各6g，乌蛇肉（酒浸）5g，天麻、朱砂各3g，麝香1.5g。

用 法 共研细末，贮瓶备用，勿泄气。用时每取本散9g，桃枝（枝叶）1

握，加清水适量煎数沸。待温后用毛巾蘸药水外洗胸、腹、头面及四肢，每次洗5～10分钟。每日1～2次，勿浴背。

功效主治 清热息风，开窍护脑。主治惊风及伤风不醒，渐传风证、僵仆等证。

（3）钩藤外洗方

药物组成 钩藤15g，栀子、天竺黄各9g，僵蚕6g。

用　　法 上述药材加清水1L，煎数沸，把药液倒入小盆内，待温度适宜时，用毛巾蘸药水外洗胸、腹、头面及四肢，反复擦洗，每次洗5～10分钟。每日2次，每剂可用2日。

功效主治 清肝化痰，息风止痉。主治急惊风。

附　　注 凡外感高热引起的急惊风均可用本方疗之。若抽搐甚者，本方再加干地龙9g。必要时，如果能加服止痉散（炙蜈蚣、炙全蝎各等份，共研细末，贮瓶备用，勿泄气），每次服0.5～1.5g，洗后再服，内外并治，奏效尤捷。

注意事项

（1）居室空气要流通，夏季要采取降温措施。如果是传染病引起，要注意隔离患儿。

（2）保持病室安静，减少刺激，确保患儿安静休息。

（3）急惊风发作时，患儿侧卧，松解衣领；纱布包压舌板放患儿上下齿间，防止抽搐时咬伤舌体；给予吸氧。

（4）密切观察体温、血压、呼吸、脉象、汗出、瞳孔等变化。

（5）长期卧床患儿，常改变体位，并用酒精摩擦受压部位；昏迷、抽搐患儿，常吸痰，保持呼吸道畅通。

（6）积极治疗导致惊风的原发疾病。

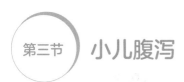

第三节　小儿腹泻

泄泻是以大便次数增多，粪质稀薄或如水样为特征的一种小儿常见病。西医中叫做腹泻，发于婴幼儿者则叫做婴幼儿腹泻。本病以2岁以下的小儿最为多见。夏秋季节发病率为高，秋冬季节发生的泄泻，容易引起流行。

临床表现

1．消化道症状

　　腹泻时大便次数增多，量增加，性质改变，可呈稀便、水样便、糊状便，或是黏液脓血便。判断腹泻时粪便的性状比次数更重要。若便次增多而大便成形，不是腹泻。人乳喂养儿每天排便2~4次呈糊状，也不是腹泻。恶心、呕吐是常见的伴发症状，严重者呕吐咖啡样物，其他可有腹胀、腹痛、食欲不振等症状。

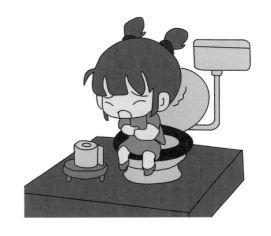

2．全身症状

　　病情严重者全身症状明显，大多数有发热，体温38~40℃，少数高达40℃以上，可出现面色苍白、烦躁不安、精神萎靡、惊厥、嗜睡、甚至昏迷等表现。随着全身症状加重，可引起神经系统、心、肝、肾功能失调。

熏洗法

（1）金丝草汤

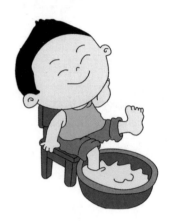

药物组成 金丝草30g。

用　法 将金丝草洗净，加水500ml，煮沸5~10分钟，放温后洗脚，冷后可加温再洗，每日2~3次，连用2~3天。

功效主治 婴儿腹泻（湿热证）。

（2）蒺藜煎

药物组成 蒺藜60g。

用　法 上述药材加水2L，煮沸30分钟，去渣取汁，温洗双下肢，并不断揉搓足底、足背及腓肠肌。每次洗浴15~20分钟，每日2次，5~7日为1疗程。

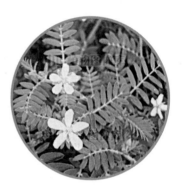

功效主治 祛风除湿，调理肝脾。主治小儿腹泻。

（3）麦麸高粱壳方

药物组成 麦麸50g，高粱壳50g。

用　法 把药加水1L，煮沸15分钟后，连渣带汤放入盆中，趁热熏洗患儿小腿和足部，每次熏洗5~10分钟，每日2~4次。

功效主治 婴幼儿肠炎、消化不良性腹泻。

（4）扁葛煎

药物组成 葛根50g，白扁豆100g，车前草150g。

用　法 上述药材加清水2L，煎煮20~30分钟，去渣取汁，放入盆内，水温保持在30℃左右，浸泡足部30~60分钟，每日2~3次，一般需浸泡10次左右，每剂可用3次。

功效主治 清热利湿止泻。主治小儿腹泻。

附 注 本方对湿热型泄泻疗效最佳。如证属伤食型，加莱菔子20g；脾虚型加凤仙花30g或桂枝、白术各30g。

（5）胡椒煎

药物组成 白胡椒10g，艾叶15g，透骨草10g。

用 法 上述药材加水2L，煮沸20分钟，去渣取汁，待药液温后将患儿双足放入盆中洗浴约10分钟，每剂药可洗3次，一般连续洗足2～3日。

功效主治 温中祛寒止泻。主治小儿腹泻。

（6）银杏叶方

药物组成 干银杏叶100g（鲜品150g）。

用 法 上述药材加水1L，煎煮20分钟，去渣取汁，候水温备用。将患儿双足浸泡于药液中搓洗30分钟，每日3次。

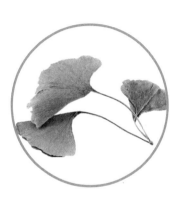

功效主治 婴幼儿秋季腹泻。

（7）鬼针煎

药物组成 鬼针草5株。

用 法 上述药材加水500ml，煎煮20分钟，连渣放入桶内，熏洗患儿双脚，每次约5分钟，连续熏洗3～4次，1日1剂。1～5岁患儿熏洗脚心；5～15岁熏洗到脚面；腹泻严重者熏洗位置可适当提高。

功效主治 小儿单纯性腹泻。

（8）茜草方

药物组成 茜草60g。

用 法 上述药材加水连煮3次，每次30分钟，去渣混合，待温频洗双足，每次30～60分钟，每日2～3次，连洗3～4天。

功效主治 小儿腹泻（湿热证）。

（9）葎草煎

药物组成 新鲜葎草250~300g。

用　法 将上述药材洗净，切碎，放入砂锅内，加清水2L，煎煮30分钟，把药液倒入盆内，待温时（以不烫手为宜），把患儿双足放入盆内浸泡，并不断用药液洗小腿，每次浸洗20分钟。每日洗1次，每剂可用2次，证重者日浸洗3次。

功效主治 清热利湿。主治小儿泄泻（湿热型）。

附　注 本方煎水洗脚，不应超过膝关节，否则可引起便秘。对脱水、酸中毒等肠内感染者不能单用此法，应配合其他疗法。

（10）止泻洗方

药物组成 艾叶、苍术各15g，白胡椒、透骨草各10g，吴茱萸5g。

用　法 上述药材加清水1L，煎煮数沸，把药液倒入盆内，稍温后（以不烫手为度）把患儿双足浸泡药液中，并用药水洗小腿，每次浸洗15~20分钟。每日1剂，日浸洗3次。

功效主治 温脾暖胃，除湿止泻。主治腹泻。适用于患儿体温正常或仅有低热的脾胃虚寒型患者。

附　注 若病情较重，并有脱水现象者，需配合输液或其他疗法为宜，并适当延长浸洗时间。验之临床，本方有较好的温脾散寒，除湿止泻作用。故用之每收良效。

注意事项

（1）治疗期间应调整小儿饮食，减少胃肠负担。

（2）注意饮食卫生，按时添加辅食。

（3）轻症应停喂不易消化食物和脂类食物，重症应暂时禁食，但通常不超过6~8小时，并静脉补液。

（4）增强体质，避免不良刺激。

（5）多饮水以免小儿脱水。

（6）加强体弱婴幼儿护理，防止交叉感染，合理应用抗生素。

（7）做好肛门的清洁护理，以免肛门周围红肿或发生溃烂。

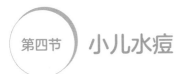

第四节　小儿水痘

水痘，又称"水花"，是一种由疱疹病毒引起的急性传染病。一年四季均可发生，尤以冬春二季发病者居多。1～6岁小儿易患此病。一般病情较轻，预后良好。多因外感风湿病毒与内蕴湿热相搏，发于肌肤所引起。

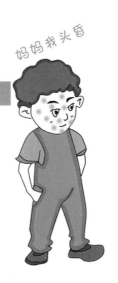
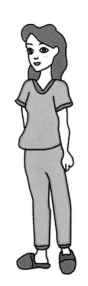

临床表现

发热，皮肤分批出现斑疹、疱疹、丘疹、结痂，其形如豆，浆液澄清，颜色透明。一般分轻症和重症。

熏洗法

（1）银蒲洗剂

药物组成　金银花、蒲公英、土茯苓、生苡仁各15g。

用　法	上述药材加清水1L，煎数沸后，把药液倒入盆内，待温后，用清洁毛巾蘸药水擦洗患儿全身，每次擦洗10～15分钟。每日1剂，日洗3次。洗后拭干，再用三石散（煅赤石脂、煅炉甘石、煅石膏各等份，共研细末），撒患处。
功效主治	清热解毒，利湿敛疮。主治水痘。

（2）银翘解毒汤

药物组成	金银花、连翘、生苡仁、蒲公英、野菊花、车前草各20g，赤芍、甘草各10g，土茯苓30g，黄柏15g。
用　法	上述药材加清水半脸盆，煎数沸，把药液倒入盆内，待温后，用干净毛巾蘸药水擦洗患儿全身，每次洗10～15分钟。每日1剂，日洗3次。
功效主治	清热解毒，利湿敛疮。主治水痘，适用于根盘色红、晶莹饱满者。

注意事项

（1）定时开窗，保持空气流通，但房间通风时要注意避免患儿受凉。将玻璃窗（玻璃可阻挡杀灭病毒的紫外线）打开，房间尽可能让阳光照射。

（2）对可疑或确诊为水痘的患者应进行隔离。隔离应持续至全部疱疹干燥结痂时为止。

（3）要勤换衣被，保持皮肤清洁。对接触水痘疱疹液的被褥、衣服、毛巾、敷料、玩具、餐具，应根据情况分别采取洗、晒、烫、煮、烧等消毒方法，且不与健康人共用。

（4）避免宝宝用手抓破疱疹，尤其是注意不要抓破面部的疱疹，以免疱疹被抓破化脓感染，留下瘢痕。若疱疹破了，可涂1%的紫药水；如有化脓可涂抗生素软膏。

（5）对于正在康复的儿童，想办法帮他止痒。

（6）注意病情变化。个别水痘宝宝可合并发生肺炎、脑炎，如发现出疹后持续高热不退、咳喘，或头痛、呕吐、烦躁不安、嗜睡、惊厥时应及时送到医院。

（7）饮食宜给予易消化、富含维生素的流质或半流质食物；发热时要多休息。

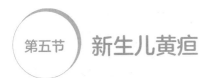

第五节　新生儿黄疸

新生儿黄疸，中医学称胎黄，又称为胎疸。是指新生儿出生后，月内皮肤出现黄疸而言。是新生儿常见病之一。多由于孕母湿热毒邪遗于胎儿或感染邪毒所致。

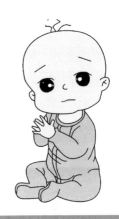

临床表现

胎黄，其色鲜明而润泽，称阳黄；色晦暗而重浊，称为阴黄。阳黄，总属湿热，其证多实；阴黄，多属寒湿，其本多虚。

熏洗法

（1）茵陈附子汤

药物组成　茯苓、茵陈、泽兰各15g，制附子5g，干姜3g。

用　　法　上述药材加清水1L，煮沸10分钟，把药液倒入盆内，待温时给患儿擦洗全身，每次洗10～15分钟。每日1剂，日洗2次，5日为1个疗程。

功效主治　温补脾肾，利湿退黄。主治胎黄（阴黄）。

（2）茵陈二黄汤

药物组成　山栀、茵陈、黄柏、大黄、硝石各10g。

用　　法　上述药材加清水1.5L，煮沸20分钟，把药液倒入盆内，待温时给患儿擦洗全身。每次洗15～20分钟。每日1剂，日擦洗2次，3～5日为1个疗程。

功效主治 清热利湿，退黄。主治新生儿黄疸。

（3）一叶煎

药物组成 阔叶十大功劳叶250～350g。

用　　法 先将上述药材切碎，放入砂罐内，加清水750～1000ml，煎煮数沸后，把药液倒入盆内，待温时，给新生儿洗澡。每洗1次，即腹泻1次。泻后有消疸作用。如黄疸未退净，可再洗1次。一般只用1～2次。

功效主治 燥湿，清热，退疸。主治胎黄（新生儿黄疸）。

注意事项

（1）要注意宝宝大便的颜色，若是肝脏胆道发生问题，大便会变白，但是不是突然变白，而是愈来愈淡，若再加上身体突然又黄起来，就必须就诊。

（2）家里光线不要太暗，回家后要继续照自然光，但是不要让宝宝直接晒到太阳，以免晒伤。

（3）观察宝宝日常生活。只要觉得宝宝看起来愈来愈黄，精神及胃口均不好；或体温不稳、嗜睡，容易尖声哭闹等状况，均要去医院检查。

（4）仔细观察黄疸变化。黄疸是从头开始黄，从脚开始退，而眼睛是最早黄，最晚退的，因此可以先从眼睛观察起。如果不知如何看，建议可按压身体任何部位，只要按压的皮肤处呈现白色就没有关系，如果是黄色就要注意了。

（5）若证明是因为喂食不足所产生的黄疸，妈妈必须要勤喂食物，由于乳汁分泌是正常的生理反应，勤吸才会刺激分泌乳激素，分泌的乳汁才会愈多，千万不要以为宝宝吃不够或因持续黄疸，就用水或糖水补充。

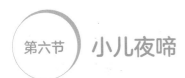

第六节　小儿夜啼

小儿夜啼，俗称为"夜哭"，是婴幼儿的一种常见病。多因脏热心烦或脾寒腹痛所致。或因惊恐和生活习惯改变所引起；或因尿布湿润、饥饿、包盖过严所引起。

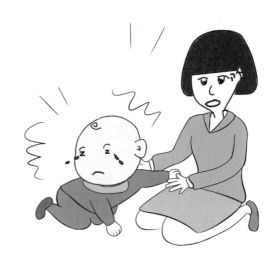

临床表现

白天嬉笑如常，晚上定时啼哭，甚则通宵达旦。仰身啼哭，多属脏热心烦；屈腰夜哭，多属脾寒腹痛；梦寐惊啼，多属惊恐。

熏洗法

（1）止啼汤

药物组成　淡竹叶9g，蝉蜕、僵蚕、薄荷各6g。

用　　法　上述药材加清水500ml，煎数沸，把药液倒入小盆内，待温后浸泡双足15分钟。于每晚临睡前用药1次，每剂可用2～3次。

功效主治　清热镇静，宁神止啼。主治小儿夜啼。

（2）五砂浸剂

药物组成　茯神6g，五倍子5g，朱砂1.5g。

用　　法　上述药材加清水500ml，煎沸5分钟，把药液倒入小盆内，待温浸泡

双足，每次浸泡15分钟。每晚在临睡前用药1
次，每剂可用2~3次。

功效主治 安神止啼。主治惊恐引起的小儿夜啼。

（3）灯心浸洗方

药物组成 连翘、灯心草各15g，朱砂、川黄连各5g。

用　　法 上述药材加清水400ml，煎沸5分钟，把药液倒入盆
内，待温后浸泡双足20分钟。于每晚临睡前用药1次，每剂可用2次。

功效主治 清心安神。主治小儿夜啼不止。

注意事项

（1）哺乳期妇女不可过食寒凉及辛辣热性食物，勿受惊吓。

（2）要注意防寒保暖，但也勿衣被过暖。

（3）不可把婴儿抱在怀中睡眠，不可通宵开启灯具，养成良好的睡眠习惯。

（4）注意保持周围环境安静祥和，检查衣服被褥是否有异物刺伤皮肤。

（5）婴儿无故啼哭不止，要注意寻找原因，如饥饿、过饱、寒冷、闷热、虫咬、尿布浸渍、衣被刺激等，除去引起啼哭的原因。

第七节　## 小儿麻疹

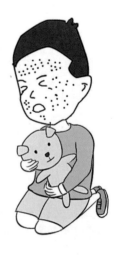

麻疹是由麻疹病毒引起的急性呼吸道传染病，临床以发热、上呼吸道炎症、麻疹黏膜斑及全身斑丘疹为特征。本病传染性强，多流行于冬春季节。自麻疹减毒活疫苗应用以来，发病年龄推迟，季节性高

峰后移至晚春，其发病率与死亡率均大幅度下降。目前发病以散发为主，周期流行特征消失，重症麻疹减少，轻型、不典型麻疹增多。

临床表现

1．前驱期（卡他期）

从发热到出疹，约3～4日。症见发热、全身不适、咳嗽、鼻塞、流涕、咽充血、声音嘶哑、眼结膜充血、流泪、畏光、食欲不振、恶心、呕吐、腹泻等，体温于2～3日内可升至40.0℃，症状亦随之加重，重症在高热时偶见惊厥。起病第2～3日，在口腔颊内黏膜上相当于第二磨牙的外侧，可见直径为0.5～1mm的白色斑点，外周有红晕，此为本病特征性麻疹黏膜斑，有早期诊断价值，此斑持续1～2日即消失。

2．出疹期

在发热第3～5日，当发热与呼吸道症状均达高峰时开始出现皮疹。先见于耳后、发际，很快波及面部、躯干，经过2～3日遍及四肢，最后达手掌和足底。皮疹为红色斑丘疹，直径1～4mm，高出皮肤，压之褪色。初时稀疏，以后增多可融合成片，皮疹间可见到正常皮肤。出疹期体温再度升高可达40℃，症状加重，精神萎靡，肺部常闻及少量干性或湿性啰音，X线胸片可见肺纹理增多或散在性肺部小片状阴影。全身浅表淋巴结和肝脾轻度肿大。

3．恢复期

出疹3～5日，按出疹先后顺序消退，由红色逐渐转变为棕褐色，表皮有糠麸样脱屑，留有褐色色素沉着，2～3周后方完全消失，退疹时体温下降，症状减轻，无并发症者，整个病程约10～14日。

熏洗法

（1）麻萍煎

药物组成 鲜芫荽120g，生麻黄、浮萍、西河柳各15g，陈酒（后入）120ml。

用　法 上述药材加清水半脸盆浸泡之，并放在火炉上，置于患儿床前。当盆中水渐沸时，加入陈酒，使蒸汽散布房中熏之，并不时用新毛巾浸入药液内，略温后，为患儿擦面部、背部及四肢等处。

功效主治 透发麻疹。主治麻疹隐隐，透发不快，或面部不显，身热无汗者。

附　注 本方药力很大，透发麻疹作用显著。忌内服。又用芫荽50g煎汤加酒100ml，熏洗全身。或把本品捣烂加酒少许，搓患儿背部。在使用过程中要注意保暖，严防受风着凉。

（2）透疹汤

药物组成 紫苏叶15g，浮萍15g，芫荽9g，苎麻根60g。

用　法 上述药材加清水2L，煮沸10分钟后，加入黄酒60g煮沸，连渣倒入脸盆中，趁热熏患者的脸部及四肢，待药液稍温后，复用毛巾蘸药液洗之，每日熏洗1次。

功效主治 透发麻疹。主治小儿麻疹。麻疹将出未出，或初出1~2日，因风寒外袭，温热内闭而致麻疹隐隐者。

附　注 如果加用辛凉透表之剂内服，则效果尤佳。注意室内保温，勿使受凉。

（3）白萍煎

药物组成 紫背浮萍、椿根白皮各90g，西河柳30g。

用　法 上述药材加清水半盆（约2L），煎一沸，把药液倒入盆内，并放在有蚊帐床上一端，并在蚊帐内脱下患儿衣服，用干净毛巾蘸药水略拧干之后，抹擦全身皮肤，反复抹擦。每次外洗5~10分钟。洗毕擦后使患儿覆被静卧，麻疹即可出透。

功效主治 透发麻疹。主治小儿麻疹出而不透。

（4）西河柳煎

药物组成　西河柳（又名柽柳、观音柳）60~500g。

用　法　上述药材加清水1~5L，煎沸10分钟，把药液倒入盆内，趁热先熏后洗全身，每次熏洗15~30分钟。每日1剂，每日早、晚各熏洗1次。

功效主治　透发麻疹（凉血分，解痧毒）。主治麻疹出而不透，喘嗽闷乱。

附　注　麻疹已透及体虚多汗者忌用。又用葛根90g，升麻10g，加清水1L煎沸，依上法用之，效果亦佳。又用柳叶、艾叶各30g，加清水500ml煎沸，取药液淋浴，每日早、晚各1次，亦良效。

（5）熏洗方

药物组成　西河柳、芫荽各50g。

用　法　在麻疹流行季节，取上述药材加清水1L，煎沸10~20分钟，取药液倒入盆内或壶内，熏洗全身，并反复洗浴。每日1次，连续用药3天。

功效主治　透邪防疹。预防麻疹。

注意事项

（1）注意按时接种麻疹减毒活疫苗，或者在流行期肌内注射胎盘球蛋白或丙种球蛋白。

（2）麻疹患儿要及时隔离。流行期间，未患麻疹的儿童应少去公共场所，也可煎服紫草三豆饮（紫草根、黑豆、绿豆、赤小豆）预防。

（3）患儿宜食易消化的流质或半流质饮食，忌油腻食物；保持眼睛和口腔清洁。

（4）注意保暖及躲避风寒，室内空气要流通，并保持一定湿度，但须防止直接吹风和过强阳光刺激。

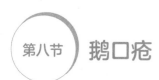

鹅口疮

第八节

鹅口疮为常见的一种口腔疾病。因患儿口腔或舌上生有白屑或白膜满布，状如鹅口，故名"鹅口疮"，又因其色白如雪而称"雪口"。鹅口疮一年四季均可发生，多见于新生儿和婴幼儿。营养不良、腹泻以及长期应用广谱抗生素或激素的小儿常患此病。

临床表现

本病初期，先在舌上或者两颊内侧黏膜上出现点状或小片状白色乳凝块样物，微高起黏膜面，形如奶块，以后逐渐融合成大片状，可以蔓延至齿龈、上腭及咽部，白色乳凝块物不易拭去，强行剥落后，局部黏膜潮红、粗糙，可有溢血。通常不影响吃奶，无全身症状。严重者全部口腔均被覆盖甚至蔓延到咽、食管、喉、气管以及肺等处。

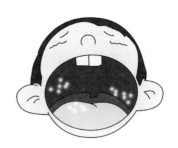

熏洗法

（1）外洗含漱方

药物组成 板蓝根15g，川黄连9g，硼砂5g。

用　法 上述药材加清水500ml，煎煮沸10分钟，倒入小盆内，待温时，用纱布蘸药液擦洗5分钟，并含漱，每次含1分钟，连含10次。

功效主治 清热解毒，燥湿敛疮。主治鹅口疮、口糜及口腔炎。

（2）解毒汤

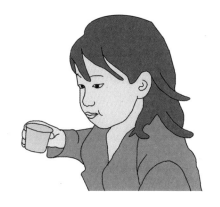

药物组成 板蓝根30g，野菊花、金银花、蚤休各15g，甘草6g，黄芩9g。

用 法 上述药材加水600ml，煮沸20分钟取汁，再加水400ml，煮沸20分钟，去渣取汁，混合两次药液，用纱布蘸药液涂擦患处，或含漱。每日5～6次。

功效主治 清热解毒，燥湿敛疮。主治鹅口疮、口腔炎及一切咽喉红肿疼痛。

（3）马兰头汁洗剂

药物组成 马兰头汁适量。

用 法 取药汁擦洗患处，1日5～6次。

功效主治 小儿鹅口疮。

（4）蓝薄擦洗方

药物组成 板蓝根20g，薄荷5g。

用 法 上述药材加水600ml，煮沸30分钟，去渣取汁，以棉花蘸药液反复擦洗患处，每日2次，5日为1疗程。

功效主治 清热解毒。主治鹅口疮。

（5）板蓝根擦洗方

药物组成 板蓝根10g。

用 法 上述药材加水500ml，煎煮30分钟，去渣取汁，用棉球蘸药液反复擦洗患处，每日5～6次，10次为1疗程。

功效主治 鹅口疮。

（6）二黄洗剂

药物组成 黄连、元明粉各5g，黄柏、乌梅各10g。

用　法	先把黄柏、黄连、乌梅加清水煎2次，两汁混合浓缩至300ml，再加入元明粉溶化即可。待温后，用纱布蘸药液擦洗患处，每次洗5分钟。日洗3次，或含漱，每次含1分钟，日含漱10次以上。屡用效佳，一般用药2～5日即可治愈。
功效主治	清热燥湿，敛疮。主治鹅口疮。

注意事项

（1）患儿的奶具、玩具需要经常消毒。

（2）大人不能亲吻孩子的嘴。

（3）如果是母乳喂养，每次吃母乳前需要用干净的热毛巾擦一下母亲的乳房。

（4）注意孩子手的卫生。

（5）鹅口疮反复的话，可以口服或静脉滴注抗真菌药物。

（6）家里有足癣（脚气）的人员注意不要让孩子接触大人的拖鞋等物品。

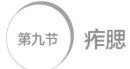

第九节　痄腮

痄腮，又叫做"痄腮毒""腮肿"和"湿毒发颐"，西医学称为流行性腮腺炎。本病一年四季均可发生，尤以冬春二季为多，并以学龄儿童最为多见，通常预后良好，是一种急性传染病。

临床表现

本病有2周左右的潜伏期。前驱症状可见头痛、发热、口干、纳差食少、呕吐、全身疲乏等。

继而一侧耳下腮部疼痛、肿大、咀嚼困难，触之肿块边缘不清、中等硬度，有弹性，压痛，4～6天后肿痛或全身症状逐渐消失。

通常为单侧发病，少数也可波及对侧，致对侧同时发病。成人发病症状往往较儿童为重，如治疗不及时，部分患者可并发睾丸炎、脑膜炎、卵巢炎等。

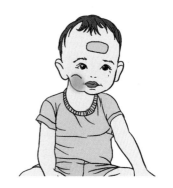

熏洗法

（1）活血止痛散

药物组成	海桐皮、透骨草、延胡索、当归尾、姜黄、花椒、威灵仙、川牛膝、乳香、没药、羌活、白芷、苏木、五加皮、红花、土茯苓各10g。
用 法	上述药材共研粗末，用纱布包扎，加水1L煮沸10分钟，把药液倒入盆内，趁热先熏后洗再浸渍患部，每次熏洗1～2小时，每日1剂，用过的药液加热后可再熏洗1次。
功效主治	祛风除湿，温经散寒，活血止痛。主治急性腮腺炎。

（2）板蓝根煎

药物组成	银花15g，板蓝根15g，大青叶10g，蝉蜕10g，柴胡5g。
用 法	上述药材加水1L，煮沸15分钟，去渣取汁，取200ml分2次服用，其余外洗患处。每次洗15分钟，每日1～2次，每日1剂，连用3～5日。
功效主治	疏风清热，解毒消肿。主治小儿腮腺炎。
附 注	用药时若配用紫金锭外敷患处，则疗效更佳。

注意事项

（1）冬春流行期间，应减少外出。

（2）多饮水，饮食清淡，忌酸辣食物。

（3）患儿及疑似本病者，均应隔离治疗。

（4）保持口腔清洁，并发睾丸炎的病儿应卧床休息。

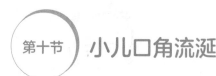

第十节 小儿口角流涎

小儿口角流涎，指的是口中唾液不自觉从口内流溢出的一种病症。一般来讲，1岁以内的婴幼儿由于口腔容积小，唾液分泌量大，加之出牙对牙龈的刺激，大多均会流口水。随着生长发育，在1岁左右流口水的现象即会逐渐消失。如果到了2岁以后宝贝还在流口水，就可能是异常现象，如先天性痴呆、脑瘫等。另外，宝贝患口腔溃疡或脾胃虚弱，也会流涎不止。小儿口角流涎，多因脾不能固摄所引起。

临床表现

由于长期流口水，可造成口周潮红、糜烂，尤以两侧口角为甚。中医常见的临床分型包括以下几种。

（1）脾胃湿热型　主要表现为口角流涎，涎液稠黏，甚则口角赤烂，大便臭秽或燥结，小便短赤，面赤唇红。舌质红，苔黄厚，脉浮数。

（2）脾胃虚寒型　主要表现为口角流涎，涎液清稀，纳食减少，大便正常或溏薄，小便清长，面白唇淡。舌质淡，苔薄白，脉细弱。

熏洗法

（1）吴桂煎

> **药物组成**　肉桂、吴茱萸各适量（各15g）或任选一味（约30g）。
>
> **用　法**　上述药材加清水1L，煎沸10分钟，把药液倒入盆内，待温于每晚临睡前浸泡双足1次，每次浸洗30分钟。每剂可用2次。通常用药10次内即获痊愈。

> **功效主治**　散寒，温脾，止涎。主治小儿口角流涎，由脾虚寒所致者尤宜。

（2）白矾煎

> **药物组成**　白矾30g。
>
> **用　　法**　上述药材加清水1L，煎沸倒入盆内，待温后，把双足浸泡在药液中30分钟。每日早、晚各1次。通常用药3～5次见效，6～8次即愈。
>
> **功效主治**　导热，消炎，收敛。主治小儿口角流涎。

注意事项

（1）培养小儿良好的卫生习惯，注意口腔清洁。

（2）保持口周、下颌以及颈部等部位的干燥，可在颈部涂擦爽身粉，并要及时更换颌下垫物。

（3）若由于口腔炎症或其他病症所引起的小儿多涎，应当抓住根本进行治疗。

（4）积极治疗引起流涎的原发病如面神经麻痹、脑炎后遗症等。

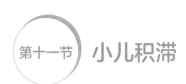

第十一节　小儿积滞

小儿积滞，又叫做"伤乳食"或者"停乳"。西医学称为慢性消化不良。是儿科常见多发病。多因乳食不节，饥饱失度，或食入不易消化之食物，造成脾胃损伤，停滞不化，气滞不行所引起。

临床表现

（1）烦躁不安，夜间哭闹或有发热等症。

（2）不思乳食，脘腹胀痛，呕吐物酸臭，大便易稀，味臭如败卵。

（3）有伤乳、伤食史。大便检查，有不消化食物残渣或脂肪球。

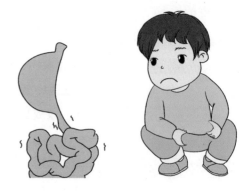

熏洗法

（1）鸡丑消食汤

药物组成	鸡内金、淮山药、麦芽、牵牛子各30g。
用　法	上述药材共研粗末，每取本散30~50g，放入砂罐内，加清水500~750ml，煎煮数沸，连渣倒入盆内，趁热熏蒸患儿肚腹部，待温时，用毛巾蘸药水反复擦洗自胸口至小腹部处。每次熏洗15~30分钟。

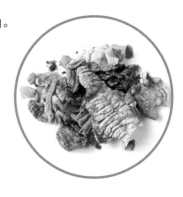

功效主治	健脾消食，化积逐邪。主治小儿积滞。

（2）消食化积汤

药物组成	大黄、白术、枳实、槟榔、皮硝各等份。
用　法	上述药材共研粗末，和匀。用时每取50~100g放入砂罐内，加清水500~1000ml，煎沸5分钟，连渣倒入盆内，趁热熏蒸患儿肚腹部，待温后，以毛巾蘸药水擦洗自胸口到小腹部处，反复擦洗，每次熏洗15~30分

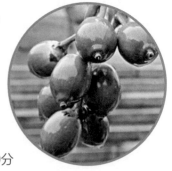

钟。每日熏洗2～3次，每剂连用2次，再用加热即可。

功效主治 健脾消食，荡涤化积。主治小儿积滞。

（3）椒萸洗剂

药物组成 胡椒、吴茱萸各30g。

用　法 上述药材加清水1L，煎煮数沸，把药液倒入盆内，趁热熏蒸患儿肚腹部，待温时，浸泡双足，每次熏洗20分钟。每日1剂，日熏洗2次。

功效主治 温中散寒，健脾助运。主治小儿积滞（脾胃虚寒型）。

注意事项

（1）添加食物不要过急过快，应根据患儿情况给予营养丰富、易于消化的食物。食物要新鲜多样，多吃水果和蔬菜。

（2）提倡母乳喂养，乳食定时定量，按时按序添加辅食，供给多种营养物质，以满足小儿生长发育的需要。

（3）合理安排小儿生活起居，确保充足的睡眠时间，经常户外活动，呼吸新鲜空气，多晒太阳，增强体质。

（4）纠正饮食偏嗜、贪吃零食、过食肥甘滋补、饥饱无常等不良饮食习惯。

（5）发现体重不增或减轻，食欲减退时，要尽快查明原因，及时加以治疗。

（6）治疗期间，必须忌食过香、过硬、过于油腻的食物，不食生冷之物，给予易消化及有营养的食物。

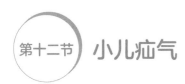

第十二节 小儿疝气

疝气，又叫做小肠气。是指睾丸、阴囊肿胀疼痛或牵引小腹疼痛的一类疾病。多因先天不足，禀赋虚弱；或因久咳、久哭而导致小肠下降到阴囊内所致。

临床表现

腹股沟区或脐孔出现时有时无或者时大时小的包块。包块在站立以及哭吵等使腹内压增高的情况下出现或者变大，而发生早期平卧或者停止哭吵后包块多可自行或以手按压后消失。患儿早期除特征性肿块表现外多没有显著不适，家长多因发现患儿腹股沟局部小肿物、阴囊两侧不对称或脐孔处包块而带其就诊。随着年龄增长，疝囊将不断增大，并有发生嵌顿和绞窄的可能性，甚至导致睾丸或卵巢萎缩，故应适时治疗。

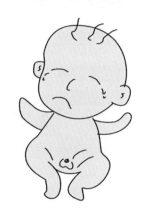

熏洗法

（1）花椒熏洗方

药物组成 花椒30g，全瓜蒌1个，大葱7根，陈醋250ml。

用 法 将上述药材和匀，用白布包好，放入砂锅内，加清水1.5L，煎煮20分钟后，加入陈醋同煎沸，倒入盆内，趁热熏洗患处。每日熏洗2次，每次熏洗15～30分钟，每剂可用2次。

功效主治 散寒止痛。主治疝气偏坠。

（2）止痛汤

药物组成 宣木瓜、生香附、紫苏叶、橘叶各10g。

用 法 上述药材加清水适量（一般为1.5L），煎沸后，把药液倒入盆内，待温后用干净毛巾浸药液，先洗患部10分钟，再浸透稍拧干热敷于患处，冷则去之。每日早、晚各1次，每日1剂。

功效主治 散寒祛湿，理气止痛。主治小儿疝气。

（3）透骨熏洗方

药物组成 厚朴、透骨草、艾叶各9g，槐树枝7寸，葱白7个。

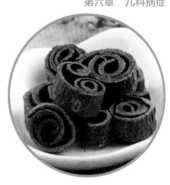

用　法 上述药材加清水半脸盆（约1.5L），煎沸5分钟，把药液倒入盆内，趁热先熏后洗患处30分钟。每日熏洗1次，每剂可用2次。

功效主治 散寒祛湿，理气止痛。主治疝气。

（4）二叶姜豉汤

药物组成 淡豆豉30g，老生姜25g，橘叶20g，白术、食盐各15g，茶叶10g。

用　法 上述药材加清水适量（约2L），煎煮数沸，把药液倒入盆内，趁热熏洗患处20～30分钟。先熏后洗，冷则加热。每日1剂，早、晚各熏洗1次。

功效主治 温经，散寒，止痛。主治小儿虚寒性疝气。

注意事项

（1）婴儿期不要将孩子的腹部裹得太紧，防止加大腹内压力。不要让孩子过早地站立，以免肠管下坠形成腹股沟疝。

（2）吃些易消化及含纤维素多的儿童食品，以保持大便通畅。孩子大便干燥时，应采取通便措施，不要让孩子用力解大便。

（3）不要让孩子大声咳嗽，患咳嗽的小儿要在医生指导下适当吃些止咳药。避免孩子大声啼哭，避免腹压升高。

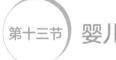 第十三节 **婴儿湿疹**

婴儿湿疹，为婴幼儿时期一种常见的皮肤病，好发于满月至1岁左右的小儿，在临床上较为多见。多由于母体湿热转移胎儿或通过乳汁转移儿体；或小儿局部皮肤长期受汗湿浸渍等因，致使湿热客于小儿肌肤所引起。

临床表现

　　头面、颊部、眉间、胸部等局部皮肤潮红，进而出现红色丘疹、糜烂、水疱、渗液，甚至化脓，作痒异常，结痂、脱屑或苔藓化。常伴烦躁不安，不思饮食，或发热，或纳呆、腹泻，或尿黄、便干。久则皮肤肥厚、粗糙及起鳞屑，色素沉着，瘙痒较甚等。

熏洗法

（1）熏洗方

药物组成 金银花、黄柏、黄连、苦参、紫草各9g，白鲜皮、蛇床子、滑石、枯矾各6g。

用　　法 上述药材加清水适量（约2.5L）煎至2L，把药液倒入盆内，趁热熏蒸患处，待温不烫手时，用毛巾蘸药液洗擦患处，每次熏洗15～30分钟。每日1剂，熏洗2～3次。通常连用3～5日可愈。

功效主治 清热燥湿，凉血解毒，祛风止痒。主治小儿急性与亚急性湿疹。

（2）止痒洗剂

药物组成 白鲜皮、荆芥、防风、地肤子、苦参、艾叶各15g，川椒4.5g。

用　　法 上述药材加清水1.5L，煎沸后，把药液倒入盆内，待温后外洗患处15～30分钟。每日1剂，早、晚各洗1次。

功效主治 祛风胜湿，消炎止痒。主治婴儿湿疹。

（3）地榆祛脂汤

药物组成 川黄柏、野菊花、白鲜皮、蛇床子、地榆、苦参、地肤子、百部各等份（一般各15g）。

用　　法 上述药材加清水2L煎至1.5L，连渣倒入盆内，趁热熏洗患处（先熏后洗），每次熏洗15~30分钟。每日1剂，日熏洗3~5次。

功效主治 清热燥湿，凉血解毒，祛风止痒。主治脂溢性婴儿湿疹。

注意事项

（1）保持婴儿大便通畅，供给蔬菜及水果。

（2）牛奶过敏者，改用人乳或者代乳品。

（3）哺乳母亲忌食蛋奶制品及海鲜、辛辣食物。

（4）忌用碱性肥皂擦洗，衣料用棉布，质地要柔软。夜间用手套包扎婴儿两手，避免抓破皮肤而引起感染。

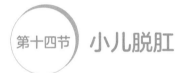

第十四节　小儿脱肛

肛门突出，称为脱肛。本病好发于儿童、老年人，为临床常见多发病。多因素体气虚，中气不足；或由于久痢、久泻、气虚下陷，或湿热下注所引起。

临床表现

1．脱出

肛门直肠脱垂的主要症状为脱出，初期排便时直肠黏膜脱出，便后自行复位，随着病情的进展，身体抵抗力逐渐减弱，日久失治，直肠全层或者部分乙状结肠突出，甚至咳嗽、行走、负重、下蹲时也会脱出，而且不易复位，

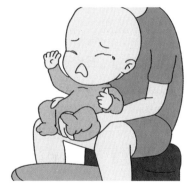

需要用手推回或卧床休息后，方能复位。

2．出血

一般无出血症状，偶尔大便干燥时，擦伤黏膜有滴血，粪便带血或者手纸拭擦时有血，但出血量较少。

3．湿润

部分患者由于肛门括约肌松弛，收缩无力，常有黏液自肛内溢出，以致有湿润感。或因其脱出，没有及时复位，直肠黏膜充血、水肿或者糜烂，黏液刺激肛周皮肤而导致瘙痒。

4．坠胀

由于黏膜下脱，造成直肠或结肠套叠，压迫肛门部，产生坠胀，有的还感觉股部和腰骶部瘀胀。

5．嵌顿

大便时，肛门直肠脱出未能及时复位，时间稍长，局部静脉回流受阻，所以产生炎症肿胀，并引发嵌顿。这时，黏膜由红色逐渐变至暗红色，甚至发生表浅黏膜糜烂坏死或脱垂肠段因肛门括约肌收缩而绞窄坏死。患者症状亦随之由局部进展至全身，发生体温上升、食欲减退、大便干结、小便障碍、疼痛坠胀加剧、坐卧不安，甚者发生肠阻塞症状。

熏洗法

（1）五白熏洗方

药物组成 五倍子60g，白矾、蛇床子各30g。

用　　法 上述药材加清水适量（约3L），煮沸后，分3次先熏后洗患处，每日1~2次，连用数日。再用枯矾15g，煅五倍子30g，共研细末，以香油调和涂患处。

功效主治 收敛固脱。主治脱肛、久不回缩者。

附 注 临证时，如果加用益气升阳固涩之汤剂内服，效果尤佳。或用老枣树皮、石榴皮各6g，明矾4.5g。上述药材加清水500ml，煎沸，倒入盆中，趁热先熏后洗患部，每日熏洗2～3次，一般连用3～4日即愈。

（2）石黄熏洗方

药物组成 石榴皮、生大黄、大乌梅各30g。

用 法 将上述药材共放入陶土罐中，加清水1L，慢火煎熬浓汁，把药液倒入清洁的坐熏器中，嘱患者坐在坐浴盆上熏之，待温时，再倒入坐浴盆中，坐浴，每次大便后用药1次。每剂可连用2次。

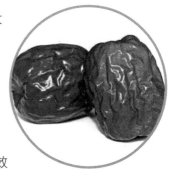

功效主治 清热利湿，收敛固脱。主治脱肛。

（3）收脱止痛方

药物组成 蒲公英30g，川黄柏、当归、五倍子、没药、赤芍、延胡索各15g。

用 法 上述药材加清水适量（约1.5L）浸泡透后，再煎沸15分钟，把药液倒入坐熏器内，趁热先熏后洗患处，再坐浴。每次熏洗15～30分钟。洗后用手将肛门托还。侧卧2小时，睡前用药尤佳。通常用药3～5次即可见效。

功效主治 收敛止痛。主治脱肛。

（4）提肛煎

药物组成 黄芪60g，马齿苋50～70g，升麻、大枣、党参各30g，甘草9g，柴胡6g。

用 法 上述药材加清水2L煎至1.5L，倒入坐熏器内，趁热蹲坐熏蒸肛门10～20分钟，待温再坐浴30分钟。每日熏洗2～3次，10日为1个疗程。若同时加服本汤剂50～100ml内服，效果尤佳。

功效主治 益气健脾，升阳固涩。主治脱肛。

附 注 本方单外用或内外并治，坚持治疗，效果颇佳。或经熏洗后，加用蝉蜕、五倍子各等份，共研细末，用香油调和成糊状，涂搽患处，效果更佳。

（5）升肛洗剂

药物组成 白矾45g，老枣树皮6g，石榴皮6g。

用 法 上述药材加水适量，煎2次，共取煎液800ml，待温用。每日1次，用脱脂棉球蘸药汁（水）洗脱出部分，每日外洗2或3次。

功效主治 涩肠止泻，收敛提肛。主治脱肛。

附 注 必要时仍需结合治疗原发病，同时注意加强营养。服药期间需休息，忌食辛辣之品，保持大便通畅。又用甲鱼头1至2个，焙干，然后研细末，备用。用上述药材末，加麻油滴敷肛门，每日2次，使用7日；再服补中益气丸，每日2次，每次5g，吞服1周。效果亦佳。

（6）五地熏洗方

药物组成 五倍子、土黄连、地榆、明矾、升麻各等份。

用 法 上述药材剂量，小儿各15g，老年人各30g。加清水500～1000ml，煎沸后，把药液倒入盆内，趁热先熏后洗患处、再坐浴，每次熏洗坐浴30分钟。每日3次。

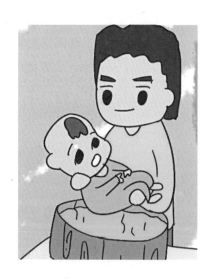

功效主治 消炎解毒，收敛固涩。主治脱肛。

（7）五倍子汤

药物组成 ①五倍子汤：苦参、五倍子、升麻各30g，黄芩、黄连各15g，蒲公英、白矾、莲房各15g。②收肛散：诃子、赤石脂、煅龙骨各15g。

用 法 把五倍子汤诸药加水1L文火煎煮30分钟，滤去药渣，倒去煎液，趁热先熏蒸患处，待药液温度降至32~36℃（防烫伤直肠黏膜）时，令患者下蹲在药内烫洗15分钟左右。对于小儿不配合者，以纱布浸泡药液，取出纱布连续数次外敷脱出物。然后将收肛散（先共研细末和匀备用）均匀地喷洒于患处，之后用纱布轻轻把脱出直肠黏膜还纳于肛内，外

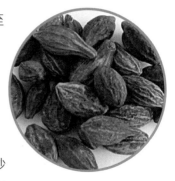

用纱布按压固定肛门两侧，使肛门紧闭，避免再度脱出。嘱患者卧床休息20分钟，收提肛运动100次。当日不大便。Ⅰ度脱垂，每日1次；Ⅱ、Ⅲ度脱垂，每日早、晚各1次。7次为1疗程，对于年老体弱者加服补中益气丸。

功效主治　外提固脱，清热燥湿，收敛固涩。主治肛管直肠脱垂（脱肛）。

注意事项

（1）大便时间不能太长，更不要久坐痰盂。

（2）加强肛门护理及清洁。每次大便后用温水先清洗肛门，并及时将脱出的直肠揉托还纳。

（3）鼓励患儿作提肛锻炼。

（4）加强营养和饮食卫生，防止腹泻或者便秘。

（5）对营养不良、身体虚弱导致的脱肛患儿要给予充足的营养食物，如虾蟹、鸡蛋、海鱼、瘦肉、蔬菜、豆类、米面、水果等，以增加营养，增强肛周肌肉收缩力，使脱肛好转。

（6）脱肛患儿忌辣椒、蒜、花椒以及烈性酒等刺激性食物；忌肥甘厚味之品，如肥肉、多油汤类、糯米饭、糍粑等黏滞难消化食物；久泻者忌蜂蜜、葱、蒜、土豆、豆类、萝卜、芹菜、韭菜等质粗通便食品。

第七章
皮肤科病症

- 皮肤瘙痒
- 荨麻疹
- 神经性皮炎
- 接触性皮炎
- 过敏性皮炎
- 银屑病
- 足癣
- 梅毒
- 淋病
- 尖锐湿疣

第一节　皮肤瘙痒

皮肤瘙痒指的是无原发皮疹，但有瘙痒的一种皮肤病。皮肤瘙痒症属于神经精神性皮肤病，是一种皮肤神经官能症疾患。临床上将只有皮肤瘙痒而无原发性皮肤损害者叫做瘙痒症，属中医"痒风"的范畴。全身性原发者，最初仅局限于一处，逐渐扩展至身体大部分甚至全身；局限性者，发生于身体的某一部位，以肛门、阴囊及女阴等处多见。本病多见于老年及青壮年，好发生于冬季，少数也可夏季发病。

临床表现

1. 全身性瘙痒症

发病初期为阵发性瘙痒，以晚间为重，没有原发性皮肤损害。因饮酒、情绪变化、遇热及搔抓摩擦后，瘙痒发作或加重。由于连续、反复搔抓，可造成条状表皮剥脱和血痂，也可见湿疹样变、苔藓样变及色素沉着等继发性皮损。患者常由于瘙痒而致失眠或夜寐不安，白天精神不振，甚至影响食欲。

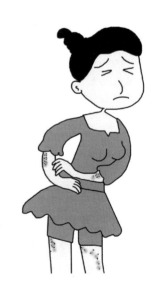

发生在秋末及冬季，因气温骤降所诱发者，叫做冬季瘙痒症，一般春暖可愈；发于夏季，由温热所诱发者，叫做夏季瘙痒症，入冬则轻。老年人因皮肤腺体功能减退，皮肤萎缩、干燥、粗糙，全身瘙痒，叫做老年性瘙痒症。

2. 局限性瘙痒症

（1）肛门瘙痒症　限于肛门周围皮肤，也可波及会阴部，因经常瘙抓，肛门皱襞肥厚，也可有浸渍、苔藓样变或湿疹样变等继发性损害。

（2）阴囊瘙痒症　限于阴囊、阴茎、会阴等部位，皮肤发生肥厚、浸渍、皲裂、糜烂或湿疹样变。

（3）女阴瘙痒症　多见于大小阴唇，阴蒂及阴道口。由于不断搔抓，阴部皮肤肥厚、浸渍。

熏洗法

（1）二子方

药物组成	地肤子30g，蛇床子30g，荆芥、防风、白矾各10g。
用　法	上述药材加水2L，煎沸20分钟，把药液倒入盆内，趁热先熏后洗患处，每日熏洗2次，每剂可用5日。
功效主治	祛风胜湿止痒。主治皮肤瘙痒。

（2）凉血祛风汤

药物组成	生地黄30g，白鲜皮、连翘、苦参、金银花各15g，地肤子、牡丹皮、赤芍各12g，荆芥、紫草各10g，升麻、薄荷、甘草各6g，蝉蜕3g。
用　法	每日1剂，水煎服，日服2次。同时第3煎加水1L，煎沸15分钟，把药液倒入盆内，待温时，用软毛巾蘸药液浸洗患处15分钟，每日洗2~3次。
功效主治	凉血清热，祛风止痒。主治皮肤瘙痒。

（3）归精透骨汤

药物组成	当归、黄精、透骨草、地肤子各30g，蛇床子、薄荷、白鲜皮、苦参各20g，花椒15g，冰片10g，达克宁粉5g。
用　法	上述药材加水1.5L煎煮10分钟后，把药液倒入盆内，趁热擦洗或浸泡患部，每次洗30分钟，每日洗2次，每日1剂。
功效主治	活血，祛风，止痒。主治老年性瘙痒病。

（4）苦参黄芩方

药物组成　苦参、黄芩、熟地黄、菊花、丹参、当归、黄芪各30g，冰片1g。

用　法　上述药材加水1.5L煎煮10分钟后，把药液倒入盆内，待温时，行全身温浴，每次30分钟，每日1次，2周为1疗程。

功效主治　清热活血，祛风止痒。主治老年性瘙痒。

（5）乌梅洗剂

药物组成　珍珠母30g，乌梅、土荆皮、乌蛇肉各20g。

用　法　上述药材加水1L煎煮10分钟后，把药液倒入盆内，蹲坐熏浴，每次坐浴约15分钟，日熏洗2次，每日1剂。

功效主治　清热除湿，祛风止痒。主治肛门瘙痒病。

附　注　兼血虚加黄芪、白芍各30g，当归、蛇床子各20g；兼风热湿毒，加黄柏、苦参、白鲜皮各20g，大黄15g。

（6）归芍止痒方

药物组成　当归30g，麦冬、赤芍、苦参、白鲜皮、荆芥、白蒺藜各15g，蝉蜕10g。

用　法　上述药材加水1.5L煎煮10分钟后，把药液倒入盆内，待温时，行全身温浴，每次30分钟，每日1次，2周为1疗程。

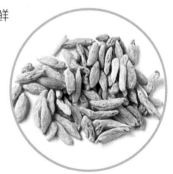

功效主治　祛风，活血，止痒。主治老年性瘙痒。

（7）十味熏洗方

药物组成　土茯苓20g，蛇床子、五倍子、苦参各15g，狼毒、黄柏、雄黄、轻粉、花椒、白矾各10g。

用　法　上述药材加水2.5L，煎至1.5~2L，把药液倒入盆内，趁热先熏后洗患处，再坐浴，每次15~20分钟，每日熏洗2次，每剂可用2日，10日为1个疗程。

功效主治　清热祛湿，解毒杀虫，祛风止痒。主治肛门瘙痒。

注意事项

（1）及时增减衣服，避免冷热刺激。

（2）患者生活应有规律，保持心情舒畅，早睡早起，适当锻炼。

（3）减少洗澡次数，洗澡时不要过度搓洗皮肤，避免摩擦、搔抓或热水烫洗，忌用碱性强的肥皂洗澡。

（4）饮食宜清淡，多食水果、蔬菜，忌食辛辣、鱼腥发物，忌饮酒。

（5）内衣以棉织品为宜，应宽松舒适，避免摩擦。

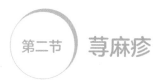

第二节　荨麻疹

荨麻疹是一种以风团或局限性水肿为主要表现的瘙痒性过敏性皮肤病。在临床以皮肤上出现瘙痒性风团，发无定处，骤起骤退，消退后不留任何痕迹为特征。属中医"瘾疹"范畴，俗称"风疹块"。

临床表现

本病可发生于任何季节、任何年龄。发病突然，先有皮肤瘙痒，随即出现风团，呈鲜红、苍白或者正常肤色。风团大小形态不一，可互相融合成片，迅速消退，通常不超过24小时，消退后不留痕迹。以后不断成批发生，时隐时现，可泛发全身。自觉剧痒、烧灼感，如侵犯消化道可伴有恶心、腹痛、呕吐、腹泻等症状；如发生于咽喉，可引起喉头水肿，出现气促、胸闷以及呼吸困难甚至窒息等症状。

根据病程长短，分为急性和慢性两种。急性者，骤发速愈，通常经1周左右可以痊愈。慢性者反复发作，超过3个月者，病程可持续数年之久。

熏洗法

（1）外洗方（一）

药物组成 樟木50g，海桐皮20g，苍耳子15g。

用　法 上述药材加水600ml，煮沸20分钟，把药液倒入盆内，趁热先熏后洗患处，每次15~20分钟。每日2次，以愈为度。

功效主治 祛风止痒。主治荨麻疹。

（2）疏风消疹洗剂

药物组成 地肤子25g，防风、白芷、荆芥、透骨草、百部、赤芍、花椒各20g，独活10g，艾叶15g。

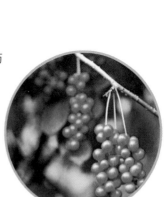

用　法 上述药材加清水2L，浸泡30分钟，煎沸5~10分钟，把药液倒入盆内，趁热先熏后洗患处，或待温洗浴全身，患处多洗，每次洗20~30分钟。每日1剂，早、晚各洗1次。

功效主治 祛风止痒。主治荨麻疹。

（3）荨麻疹熏洗方（一）

药物组成 黄芪30g，地肤子、五味子、白术、防风、白芍、蛇床子、苦参、苍术、透骨草各15g，干姜10g，桂枝9g。

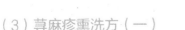

用　法 取上述药材加水1.5L，煎煮15分钟后，把药液倒入盆中，趁热熏洗患处，每次20~25分钟。每日2次，5~7天为1疗程。一般治疗2~3疗程。

功效主治 养血祛风止痒。主治慢性荨麻疹。

附　注 熏蒸前注意多饮水，熏蒸后注意保暖，防止感冒。

（4）荨麻疹熏洗方（二）

药物组成 苦参、乌梢蛇各30g，白鲜皮、防风、艾叶、荆芥、蛇床子各20g。

用　　法 取上述药材加水1L，煎煮至700ml，把药液倒入盆中，趁热熏洗患处，每次20分钟。每日2次，连续5天为1疗程。

功效主治 清热燥湿，祛风止痒。主治荨麻疹。

附　　注 熏蒸后注意保暖，防止感冒。

（5）荨麻疹熏洗方（三）

药物组成 百部、苦参、白鲜皮各30g，冰片10g，荆芥12g。

用　　法 取上述药材加水1L，煎煮至700ml，把药液倒入盆中，趁热熏洗患处，每次20~30分钟。每日2次，7~10天为1疗程。

功效主治 疏风止痒，除湿清热。主治荨麻疹。

附　　注 熏蒸后注意保暖，防止感冒。

（6）荆防汤

药物组成 透骨草、荆芥、防风、艾叶各15g，白鲜皮12g，花椒10g。

用　　法 取上述药材加水1.5L，煎煮至1L，把药液倒入盆中，趁热熏洗患处，每次20~30分钟。每日2次，7天为1个疗程。

功效主治 祛风止痒。主治急性荨麻疹。

（7）夜交藤汤

药物组成 夜交藤200g，络石藤200g，苍耳子100g，白蒺藜100g，白鲜皮、蛇床子、蝉蜕各50g。

用　　法 上述药材加清水5L，煮沸20分钟，把药液倒入盆内，趁热先熏后洗患处，待温用毛巾蘸药液外洗患处，每次熏洗15~30分钟。每日2次，下次用时再加热. 每剂可用3~5次。

功效主治 祛风通络止痒。主治急性荨麻疹。

（8）外洗方（二）

药物组成	薄荷、防风、荆芥、苏叶各20g。
用　　法	上述药材加水600ml，煎煮10分钟，把药液倒入盆内，待温外洗患处，每次15~20分钟。每日2次，以愈为度。
功效主治	祛风止痒。主治荨麻疹。

注意事项

（1）患者应卧床休息，多饮水，注意保暖。

（2）首先找到致敏原，对可疑致敏原应尽量避免。床单被褥要清洁，室内保持安静。

（3）饮食宜清淡，多食水果、蔬菜，禁食鱼、蟹、虾及辛辣之品。

（4）保持大便通畅，必要时应用缓泻药物和肥皂水灌肠。

（5）患者应尽量避免搔抓，防止引起皮损增加，瘙痒加剧。

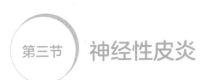

第三节　神经性皮炎

神经性皮炎又称慢性单纯性苔藓，是一种以皮肤苔藓样变及剧烈瘙痒为特征的慢性炎症性疾病，一般认为本病的发生可能系大脑皮质抑制和兴奋功能紊乱所引起，精神紧张、焦虑、抑郁、局部刺激（如多汗、摩擦）以及消化不良、饮酒、进食辛辣等均可诱发或加重本病。属中医学"顽癣""牛皮癣"等范畴。

临床表现

本病多见于成年人，好发于项后两侧、肘膝关节，但也可发于眼周和尾骶等处。皮损初起为正常皮色或者淡红色扁平丘疹，呈多角形或圆形，密集成片，边缘清楚。日久局部干燥粗糙、皮肤增厚、纹理加深，形成苔藓样变，表面有少许鳞屑。自觉阵发性剧烈瘙痒，尤以夜间及安静时为重。

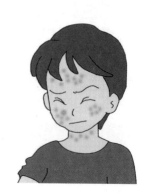

本病病程较长，常数年不愈，发展及扩大至一定程度就长期不变，也有的在数周内自行消退而不留任何痕迹，但易反复发作。

熏洗法

（1）苦参洗剂

药物组成 苦参30g，白矾、蛇床子、地肤子各25g，白鲜皮20g，白芷15g，花椒10g。

用　法 取上述药材加水2L煎至1.5L，把药液倒入盆内，趁热先熏后洗患处，每次熏洗30分钟。每日2～3次，每日1剂。

功效主治 清热燥湿，祛风止痒。主治局限性神经性皮炎。

（2）消炎汤

药物组成 白矾、苦参、蛇床子、白鲜皮、地肤子、川黄柏各30g，花椒15g，陈艾叶15g，冰片10g。

用　法 先将前8味药加水浸泡30分钟，煎煮10～15分钟，把药液倒入盆内，再分次加入冰片，融化后，趁热先熏后洗患处，每次熏洗15～30分钟。每日1～2次，每剂可用2日。

功效主治 清热燥湿，祛风止痒。主治神经性皮炎。

（3）百部洗方

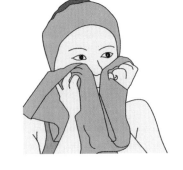

> **药物组成** 苦参120g，百部120g，狼毒75g，蛇床子60g，雄黄15g。

> **用 法** 将上述药材一并装入纱布袋内，置于砂锅中，加水2.5L，煎煮30分钟，把药液倒入盆内，待温时用软毛巾擦洗，或擦洗后再加热水浸浴，每次洗30分钟。每日2次，每剂可用2日。

> **功效主治** 祛风止痒，祛湿杀虫。主治神经性皮炎。

（4）狼毒二妙方

> **药物组成** 土茯苓、苦参、蛇床子、狼毒各20g，芒硝、苍术、黄柏、白鲜皮、透骨草、防风、雄黄各15g，白矾10g，荆芥10g。

> **用 法** 除芒硝、白矾外，其他药物加水浸泡30分钟，煎煮20分钟，把药液倒入盆内，再加入芒硝、白矾，待其融化后，倒出药液，加水再煎20分钟，取汁，两次药液混合，均分2份，取1份趁热先熏后洗患处，每次熏洗15～30分钟。待温时，行全身温浴，每次20分钟，每日2次，每2日1剂，10剂为1疗程。

> **功效主治** 燥湿杀虫，通络止痒。主治神经性皮炎。

> **附 注** 治疗期间尽量避免食用鱼虾海鲜、牛羊肉以及辛辣刺激性食物，避免饮酒，多吃水果和蔬菜。

（5）消风化瘀汤

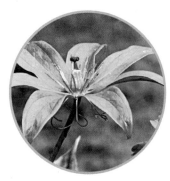

> **药物组成** 紫草20g，地黄15g，蚤休15g，莪术、荆芥、防风、三棱、甘草各10g，蝉蜕5g，露蜂房3g。

> **用 法** 每日1剂，水煎服，日服2次。同时第3煎加水1L，煎沸20分钟，把药液倒入盆内，待温时，用软毛巾

蘸药液浸洗患处或把药渣装入纱布袋内局部热敷。每日1次，每次10~15分钟，待症状减轻后，隔日给药1次，再递减至隔2日、3日1次。

功效主治 凉血散瘀，祛风止痒，解毒杀虫。主治神经性皮炎。

注意事项

（1）起居规律，生活有节制，劳逸结合。

（2）注意保持心情舒畅，学会自我放松，自我调节，避免感情冲动。

（3）避免局部刺激，不能用热水洗烫，避免摩擦、搔抓、刮蹭等刺激，可以局部拍打缓解阵痒。

（4）不抽烟，忌酒、辣椒等刺激性食物，多吃清淡食物。

（5）不宜穿过硬的内衣，防止刺激皮肤。

（6）积极对诱发本病的其他疾病，如慢性胃肠功能障碍、感染性病灶、内分泌失调、神经衰弱等进行治疗。

（7）注意部分外用药不适于全身大面积、长时间应用。

 第四节 接触性皮炎

接触性皮炎是因皮肤或者黏膜接触某些外界致病物质后，在接触部位发生的急性或慢性皮炎。临床以发病前有明确接触史，在接触部位出现红斑、丘疹、肿胀、水疱，甚至大疱等皮疹，边界清楚，形态单一，自觉灼热瘙痒，甚至灼痛为特征。中医文献有"漆疮""马桶癣""膏药风"等记载。

临床表现

初起在接触部位出现红斑、丘疹、肿胀、水疱，甚至大疱、糜烂、渗出等皮疹，一个时期内以某单一损害为主。如果是强酸、强碱等强烈的刺激物接触，严重者可有表皮松解，甚至坏死、溃疡。发生于包皮、眼睑、阴囊等皮肤组织疏松部位者，皮肤肿胀明显，呈局限性水肿而无明显边缘，皮肤光亮，皮纹消失。如果反复

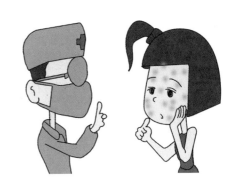

接触或处理不当，病程迁延转变为亚急性和慢性，表现为轻度丘疹、红斑，境界不清楚，或皮肤轻度增生及苔藓样变。自觉瘙痒，烧灼感，重者疼痛。严重者可伴有发热、恶寒、头痛、恶心等全身症状。除去接触物后，经积极治疗，1~2周可痊愈，可留有暂时性色素沉着。若病因不能及时发现，或治疗不当，皮疹则反复发作或转为慢性。

熏洗法

（1）马齿苋合剂

药物组成　马齿苋50g，苦参、地榆、金银花、黄柏各30g，地肤子15g，白矾10g。

用　法　上述药材加水1L，煎煮30分钟，去渣取汁，把药液倒入盆中，趁热熏洗患处，每次15分钟，每日2次。

功效主治　清热解毒，燥湿止痒。主治接触性皮炎。

（2）马齿苋洗方

药物组成　马齿苋60g（鲜品150g）。

用　法　先将马齿苋用清水洗净后，晾干，再加入清水1L，煎煮20分钟（鲜药煮10分钟），把药液倒入盆中，待温时外洗患处，并温敷之，每次20~40分钟，每日2~3次。

功效主治　清热解毒，除湿止痒。主治接触性皮炎。

（3）保服散

| 药物组成 | 蒲公英30g，虎杖30g，冰片5g。 |

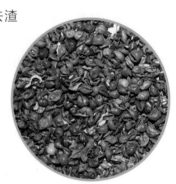

用　　法　取上述药材加水1L，煎煮20分钟，去渣取汁，待温浸洗患处，每日2次。洗后取外敷散（炉甘石、煅石膏、滑石粉各600g，煅赤石脂300g，共研极细末），以麻油调和涂敷患处。再服用内服方（金银花12g，甘草3g，连翘、野菊花、绿豆衣各9g），水煎服，每日1剂，日服2次。

功效主治　清热解毒，收湿敛疮。主治接触性皮炎。

注意事项

（1）要适当锻炼，选择适合自己的一些活动，如散步、爬山、跳舞等。

（2）保持精神愉快，生活有规律，不要过度劳累。

（3）去除病因，远离过敏原。

（4）注意饮食，忌食辛辣和油炸食物，特别是发病期。平时饮食宜清淡，忌食易引起过敏的食物如海鲜、酒等，多吃新鲜蔬菜和水果。

（5）根据自己的身体状况，选择适合自己的保健食品服用，改善体质，提高免疫功能。

第五节　**过敏性皮炎**

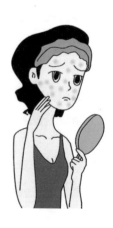

过敏性皮炎是因机体对于某些物质及药物敏感，或接触或内服而发生过敏反应引起的一种过敏性皮肤病。

临床表现

分布广泛或局部呈红斑、疱疹、丘疹、脓疮、坏死、出血、渗液等不同的皮损，多伴有瘙痒或灼热感。

熏洗法

（1）外用洗敷方

药物组成 ①艾叶、马鞭草各120g（干鲜品均可）；②鲜马齿苋30g，鲜蒲公英、扛板归各15g。

用　　法 先用方①加水1.5L煎至1L，煎煮30分钟，把药液倒入盆内，待温后外洗患处，日洗2～3次，再用方②捣烂外敷患处。先洗后敷。

功效主治 清热解毒，活血消肿。主治过敏性皮炎。

（2）四味外洗方

药物组成 鲜蓼草、大叶乳汁草、黄荆（牡荆）叶、扛板归各150g。

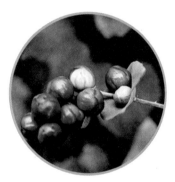

用　　法 上述药材加清水3L，煎数沸，把药液倒入盆内，待温后进行全身药浴，患处多洗，每次15～30分钟。每日洗2次，每剂可用2日。

功效主治 消肿，清热，止痒。主治过敏性皮炎。

注意事项

（1）平时应注意锻炼身体，参加适当的体育活动。每日早晨可用冷水洗脸，以使皮肤的抗病能力增强。注意气候变化，及时增添衣服。

（2）要保持生活规律及充足睡眠，注意劳逸结合，按时服药。

（3）患者要放松紧张情绪，经常保持心情舒畅，避免感情过激，特别是注意避免情绪紧张、焦虑、激动。

（4）勤洗头，通常3～5日洗一次，宜用硫黄软皂，禁烫洗和搔抓。

（5）患者要穿着柔软且宽松的全棉内衣。

（6）注意饮食调理，均衡营养，多吃一些蔬菜、水果等维生素丰富的食物，维生素C是天然的抗组胺剂，每天应病由饮食中摄取。不吃刺激性食物，限制辛辣饮食、酒类，保持大便通畅，积极治疗胃肠道病变。

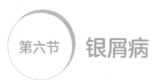

第六节　银屑病

> 银屑病为一种常见的慢性复发性红斑鳞屑性皮肤病。临床以红斑或丘疹上覆有多层银白色鳞屑，刮去鳞屑可见薄膜和点状出血为特征。属中医"白疕"范畴，又有"干癣""风癣""松皮癣"等名。

临床表现

1. 寻常型银屑病

临床最多见，大多急性发病。皮损初起通常为粟粒或绿豆大的红色丘疹或斑丘疹，以后可逐渐扩大或者融合成棕红色斑片，边界清楚，周围有炎性红晕，基底浸润明显，表面覆盖多层干燥的银白色鳞屑，刮除鳞屑则露出一层淡红发亮的半透明薄膜，叫做薄膜现象。再刮除薄膜，则出现小出血点，叫做点状出血现象。白色鳞屑、发亮薄膜和点状出血是本病的临床特征。临床上可见点滴状、斑块状、钱币状、地图状、蛎壳状、混合状等多种皮疹形态。

皮损好发于头皮、四肢伸侧、肘、膝关节及尾骶部，病情发展可以延及全身皮肤。发生在头部，皮疹呈暗红色，覆有灰白色较厚的鳞屑，头发呈束状，无脱落。指甲病变，则甲板呈顶针状凹陷不平，可变黄增厚，甲板和甲床分离，游离缘可翘起或破碎。

病程一般可分为进行期、静止期以及退行期三期。进行期新皮疹不断出现，旧皮疹不断扩大，颜色鲜红，鳞屑增多，摩擦、针刺、外伤处引起皮损发生（同形反应）；静止期病情稳定，无新疹出现，旧疹也不消退；退行期皮损变薄，红色变淡，逐渐消退，遗留暂时性的色素减退或者色素沉着斑。

2. 脓疱型银屑病

本型好发于青壮年，男性多于女性，大多数冬季发病或加重，夏季减轻，久病后与季节变化关系不明显。

临床上较少见，一般可分为泛发性和掌跖性两种。

（1）泛发性脓疱型银屑病　大多急性发病，常伴有高热、关节肿痛等全身症状。皮疹初发多为炎性红斑，或者在寻常型银屑病的皮损上出现密集的、针尖到粟粒大小、黄白色浅在性无菌性小脓疱，表面覆盖鳞屑，部分脓疱融合或增大成"脓湖"，常由于摩擦脓疱破裂而糜烂渗液。数日后，脓疱干涸结痂。皮损成批出现，周期性发作。自觉瘙痒或者疼痛。

（2）掌跖性脓疱型银屑病　皮损仅限于手、足部，以掌跖多见，始发于大小鱼际处，是对称性红斑，其上密集针尖至粟粒大小无菌性脓疱，不易破溃，约2周左右干枯、结痂以及脱皮，脓疱常反复发生，顽固难愈。

3. 关节病型银屑病

本型临床上较少见。除有寻常型银屑病的基本损害之外，还可见类风湿关节炎症状。关节酸痛，轻者侵犯指（趾）关节，肿胀疼痛、关节活动逐渐受限；重者则可累及大关节，造成骨质破坏，关节变形。少数伴有发热等全身症状。

4. 红皮病型银屑病

较少见的一种严重的银屑病，常由于银屑病在急性进行期中的某些因素，如治疗不当或外用刺激性很强的药物，或者长期大量应用激素后，突然停药而导致，少数由寻常型银屑病自行演变而成。全身皮肤弥漫性潮红、肿胀以及浸润，大量脱屑，仅有少数片状皮肤正常，犹如岛屿。伴有掌跖角化，指（趾）甲增厚甚至脱落，常伴有头痛、发热等全身症状，常迁延数日或更长时间。

熏洗法

（1）润肤去屑方

药物组成 蒺藜秧240g，侧柏叶120g，苏叶120g。

用　法 上述药材加水10L，煎煮30分钟，去渣取汁。待温洗浴，每日1~2次，每次15~30分钟。

功效主治 银屑病静止期（皮疹基底暗红或淡红，皮屑厚，堆积呈蛎壳状）。

（2）银屑病擦洗剂

药物组成 百部30g，板蓝根、木槿皮、白及、金银花、大风子、忍冬藤、蛇床子、苦参、黄柏各25g，地黄20g，丁香15g，防风15g，狼毒10g，蝉蜕10g。

用　法 先将诸药加水浸泡15分钟，然后反复煎煮3次，合并药液，最后以小火慢慢浓缩成500~700ml。用时用棉球蘸药液反复擦洗患部，每日2次。

功效主治 凉血疏风，杀虫止痒。主治银屑病、瘙痒症。

（3）萹蓄二子方

药物组成 萹蓄30g，蛇床子30g，艾叶15g，五倍子15g，路路通10g。

用　法 上述药材研粗末，装布袋内，加水2L，煎煮30分钟，去渣取汁，洗敷患处，每日1次，每次30分钟。

功效主治 银屑病静止期（炎症轻、鳞屑多、叠层堆积）。

（4）木贼荣皮汤

药物组成 苍术20g，木贼15g，紫荆皮、白鲜皮、麻黄、地肤子各12g。

用　法 每日2剂。1剂水煎内服，日服3次；1剂外用，加水1L，煎沸再熬15~20分钟，把药液倒入盆内，趁热先熏后洗患部，每次熏洗20~30分钟，每日熏洗2~3次。

功效主治　疏风散寒，祛湿止痒。主治银屑病。

（5）消银洗浴方（一）

药物组成　透骨草、威灵仙、当归尾、姜黄、花椒、乳香、没药、羌活、白芷各50g。

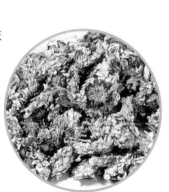

用　法　上述药材加水3L，煎煮2次，每次30分钟。将两次药液合并倒入盆内，待温时，行全身温浴，每天20分钟，隔日1次，30天为1疗程。

功效主治　养血破瘀，祛风除湿。主治血热型银屑病。

（6）消银洗浴方（二）

药物组成　板蓝根、苦参、白鲜皮、地肤子、蛇床子、菊花、丹参、当归各30g。

用　法　上述药材加水1L，煎煮2次，每次30分钟。将两次药液合并倒入盆内，待温时，行全身温浴，每天15分钟，每日1剂。

功效主治　清热燥湿，活血化瘀，祛风止痒。主治银屑病。

附　注　出浴后，立即用浴巾擦干身体。

（7）消银洗浴方（三）

药物组成　黄芩、木槿皮、苦参、白鲜皮、金银花、连翘、防风各30g。

用　法　上述药材加水1L，煎煮2次，每次30分钟。将两次药液合并倒入盆内，待温时，行全身温浴，每天20分钟，隔日1次，2周为1疗程。

功效主治　清热解毒，除湿润燥，祛风止痒。主治银屑病。

（8）鹤虱煎

药物组成　蚤休30g，鹤虱20g，刺猬皮20g，楮桃叶15g，侧柏叶15g。

用　法 上述药材加水2L，先浸泡15分钟，煮沸20分钟，把药液倒入盆内，趁热先熏患部，药温下降后，行全身药浴，每次熏洗20分钟，每日3次，每剂可用2日，6日为1个疗程。

功效主治 清热解毒，活血敛疮。主治银屑病静止期及退行期。

（9）二叶蜂房煎

药物组成 楮桃叶100g，侧柏叶100g，露蜂房60g，细辛30g。

用　法 上述药材加水2L，煎煮30分钟，去渣取汁，浸泡患处，每日1次，每次30～40分钟。

功效主治 各期银屑病。

（10）蛇床子丹皮洗剂

药物组成 苦参30g，蛇床子、大黄、大风子、白鲜皮、鹤虱各15g，丹皮12g，黄柏、苦杏仁、枯矾、芒硝、蝉衣、露蜂房各9g。

用　法 上述药材加水2L，加水煎煮30分钟，去渣取汁，趁热熏洗患处，每日1～2次，每次15分钟。

功效主治 银屑病静止期（皮屑厚而炎症轻）。

（11）牛皮癣熏洗方

药物组成 丹参、苦参、蛇床子各30g，或透骨草、荆芥、地肤子、防风各30g。

用　法 上述药材加水1.5L，煎至1L，去渣取汁，把药液倒入盆内，趁热先熏后洗患部，每次熏洗30分钟，每日1～2次，每剂可用2日。

功效主治 活血祛风，燥湿止痒，或祛风止痒。主治银屑病。

（12）二黄菊花煎

药物组成 野菊花30g，黄柏、地肤子、石菖蒲、白芷各15g，蛇床子12g，大黄、苦参、芒硝、白矾各20g。

用　法 现把前8味药加水2L，煮沸20分钟，倒出药液，再加水2L，煮沸30分钟，倒出药液，两次药液合并混匀，入芒硝、白矾，使其溶化后做全身药浴，每次15分钟，每日1次，每日1剂，5天为1疗程。

功效主治 清热凉血，祛风止痒。主治进展期的银屑病。

（13）鲜艾叶洗剂

> **药物组成**　鲜艾叶100g。
>
> **用　法**　上述药材加水1.5L，煎煮30分钟，去渣取汁，趁热先熏后洗患处，每日1~2次，每次30分钟。
>
> **功效主治**　寻常型银屑病，脓疱型银屑病。

（14）苦参汤

> **药物组成**　苦参40g，白鲜皮30g，全蝎20g，地肤子、蛇床子、僵蚕各15g，荆芥10g，蜈蚣2条。
>
> **用　法**　每日1剂，水煎服，日服2次。同时第3煎加水1L，煎沸15分钟，把药液倒入盆内，待温时，用软毛巾蘸药液浸洗患处15分钟。
>
> **功效主治**　清热燥湿，祛风止痒。主治银屑病。

（15）扫银洗浴剂

> **药物组成**　木槿皮90g，大风子（碎）、苦参、地肤子、蛇床子、大胡麻（碎）、艾叶各80g，狼毒75g，苦杏仁60g。
>
> **用　法**　上述药材用纱布包好加水5L，泡1小时，煎煮30分钟，去渣取汁。待温度降到40℃左右时，洗浴患部，每日1次，1次洗浴30分钟至1小时，一般10次见效。
>
> **功效主治**　银屑病、皮肤瘙痒症。

（16）石榴皮方

> **药物组成**　石榴皮60g。
>
> **用　法**　上述药材加水1L，煎煮30分钟，去渣取汁，熏洗患处，每天或隔2~3天1次，每次30分钟洗至痊愈为止。
>
> **功效主治**　银屑病。

（17）枯矾药浴方

> **药物组成**　芒硝500g，野菊花250g，枯矾120g，花椒120g。
>
> **用　法**　上述药材加水10L，煎煮30分钟，去渣取汁。趁热洗浴，每日1次，

每次15分钟。

功效主治 银屑病各期皮损。

（18）金萹水洗剂

药物组成 楮桃叶60g，金钱草45g，萹蓄30g。

用　　法 上述药材加水2L，煮沸10~15分钟，去渣取汁。待温度降至适宜，洗浴患处，每天2次，一次15分钟。

功效主治 银屑病呈泛发倾向。

注意事项

（1）避风寒，避免上呼吸道感染，清除感染性病灶。

（2）避免物理、化学物质和药物的刺激。

（3）避免外伤，避免搔抓及强力刺激，以免产生新的皮损。

（4）解除精神负担，保持心情舒畅、情绪乐观，增强战胜疾病的信心。

（5）居处干燥，避免潮湿，保持居室内空气新鲜和流通。

（6）宜用温水洗澡，禁用强碱性肥皂、洗发水洗浴。勿搓擦皮损部位，防止发生糜烂和继发感染。

（7）需穿干净柔软的衣服，定时更换内衣及床单，避免皮肤感染。

（8）饮食一般给予普食，以清淡为主，少饮酒，勿食易导致过敏反应的食物，如羊肉、海鲜等。

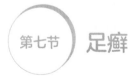

第七节　足癣

足癣，为真菌感染引起，其皮肤损害往往是先单侧（单脚）发生。数周或者数月后才感染到对侧。水疱主要出现在趾腹与趾侧，最常见于3、4趾间，足底也可出现，为深在性小水疱，可逐渐融合成大疱。足癣的皮肤损害有一特点，边界清楚，可逐渐向外扩展。由于病情发展或搔抓，可出现糜烂、渗液，或细菌感染，出现脓疱等。

临床表现

临床表现为脚趾间起水疱、脱皮或者皮肤发白湿软，也可出现糜烂或者皮肤增厚、粗糙、开裂等，并可蔓延到足跖及边缘，剧痒。可伴局部化脓、红肿以及疼痛，腹股沟淋巴结肿大，甚至形成小腿丹毒及蜂窝织炎等继发感染。真菌喜爱潮湿温暖的环境，夏季天热多汗，穿胶鞋、尼龙袜者更是为真菌提供了温床；冬季病情多好转，表现为皮肤开裂。有以下几种类型。

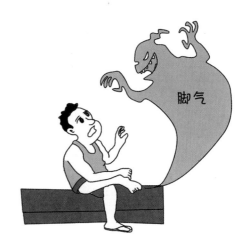

1. 水疱型

多发生在夏季，表现为趾间、足缘以及足底出现米粒大小，深在性水疱，疏散或成群分布，疱壁较厚，不易破裂，内容清澈，相互融合形成多房性水疱，撕去疱壁，可见蜂窝状基底及鲜红色糜烂面，剧烈瘙痒。

2. 糜烂型

表现为局部表皮角质浸软发白。因为走动时不断摩擦表皮脱落，漏出鲜红色糜烂面；严重者趾缝间、趾腹和足底交界处皮肤均可累及，瘙痒剧烈，多发于第3、4、5趾缝间。常见于多汗者。

3. 鳞屑角化型

症状是足跖、足缘以及足跟部皮肤脚趾增厚、粗糙、脱屑，鳞屑成片状或者小点状，反复脱落。

熏洗法

（1）近效方

药物组成 紫苏7.5g，苍术、香附子各15g，甘草、香薷、川厚朴、陈皮、白扁豆各6g，橘叶、木瓜、大蓼、川椒各10g，葱白1握。

用　法 上述药材加清水1.5L，煎沸后，连渣倒入盆内，趁热熏蒸患足，并以衣被覆盖，使之汗出，待温时再淋洗患处，每次熏洗30分钟。每日熏洗2次，每日1剂，5日为1个疗程。

功效主治 祛风湿毒，解暑温经，消肿止痛。主治足癣初起，两足伸展不利，或酸痛，或拘挛，或有赤肿等症。

（2）洗足汤

药物组成 羌活、独活、木瓜各15g，白芷9g，川椒、荆芥穗各30g。

用　法 上述药材加清水1.5L，煎沸5分钟，取药液倒入盆内，先熏后洗患足并浸泡之，每次熏洗30分钟。每日1剂，早、晚各熏洗1次。

功效主治 祛风除湿，温经散寒。主治足癣。

（3）荆防煎

药物组成 荆芥、防风、苦参、生地榆、翻白草、青藤、麻黄、苍耳子、苍术、生葱、炒食盐、威灵仙各30g。

用　法 上述药材加清水3L，煎沸10分钟，取药液倒入桶内，趁热熏蒸患处，微出汗，待汤稍温，再淋（浸）洗患处。每次熏洗30分钟。每日1剂，早晚各熏洗1次。痛感如失者，再用桃枝、柳枝、槐枝、榆枝、桑枝、椿枝各30g煎水洗患处，以至痊愈。

功效主治 祛风除湿，温经散寒，通络止痛。主治足癣（风湿气、足胫肿痛）。

注意事项

（1）注意个人卫生，不要和别人共用鞋及其他洗涤用品。洗脚盆及擦脚毛巾不应与人共用，防止传染他人。

（2）保持皮肤干燥及足部清洁，每天清洗足部数次，勤换袜子。

（3）平时不宜穿运动鞋、旅游鞋等不透气的鞋子，防止造成脚汗过多，脚臭加剧。趾缝紧密的人可用干净纱布或者棉球夹在中间或选择分趾袜，以利于吸水通气。

（4）勿吃容易引发出汗的食品，如生葱、辣椒、生蒜等。

（5）足癣是一种传染性皮肤病，应避免搔抓，防止自身传染及继发感染。

（6）情绪宜恬静，兴奋及激动容易诱发多汗，加重足癣。

（7）足浴后可以涂杀真菌的药膏，但不可涂激素类药膏。

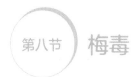

第八节　梅毒

梅毒是由梅毒螺旋体所导致的一种慢性全身性性传播疾病。早期临床表现主要为皮肤黏膜损害，晚期可造成骨骼及眼部、心血管以及中枢神经系统等多器官组织病变。属于中医的"霉疮""疳疮""花柳病"等范畴。

临床表现

1. 一期梅毒

一期梅毒主要表现为疳疮（硬下疳），发生于不洁性交后2~4周，常发生在外生殖器部位，少数发生在唇、咽、宫颈等处。硬下疳多为单发、无痛无痒、边缘隆起、境界清楚，边缘及基底部呈软骨样硬度，直径1~2cm，触之坚实，表面可糜烂，渗出物少。可以伴腹股沟浅淋巴结肿大。不经治疗3~8周可自然消失，而淋巴结肿大持续较久。

2. 二期梅毒

二期梅毒主要表现为杨梅疮。通常发生在感染后7~10周或硬下疳出现后6~8周。表现为头痛、恶寒、食欲差、低热、乏力、肌肉及骨关节疼痛，全身淋巴结肿大，继而出现皮肤黏膜损害、骨损害、神经梅毒、眼梅毒等。

3. 三期梅毒

三期梅毒亦称晚期梅毒，主要表现是结节性梅毒疹、树胶样肿等及内脏损害，其特点是病程长，易复发，除皮肤黏膜损害之外，常侵犯多个脏器。

熏洗法

（1）黑豆甘草汤

药物组成 槐条60g，黑豆50g，甘草30g，赤葱皮30g。

用　法 上述药材加水2L，煮沸20分钟后，去渣取汁，待温后外洗，每日2次。

功效主治 解毒，消肿，敛疮。主治一期梅毒硬下疳、软下疳。

（2）杨梅疮熏洗方

药物组成 紫苏10g，防风、白芍、薄荷、栀子、苦参、忍冬藤、苍术、黄柏、地榆、黄芩、连翘、艾叶、地骨皮、天花粉、豨莶草各9g，铅250g。

用　法 上述药材加水3L，煮沸1小时倒入浴盆内，先熏后洗，每日1次，每次30分钟。

功效主治 祛风清热，解毒驱梅。主治二期梅毒。

（3）梅毒洗方

药物组成 忍冬藤30g，石菖蒲30g，地骨皮20g，独活、何首乌、荆芥、防风、羌活、甘草各10g。

用　法 上述药材加水3L，煎沸30分钟，把药液

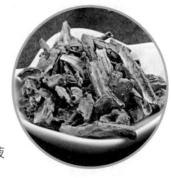

倒入盆内，待温后洗患部，每次熏洗30分钟，每日1次，每剂可用2日。

功效主治　祛风，解毒，辟秽。主治三期梅毒。

注意事项

（1）对高危孕妇及新生儿应及早诊断、治疗，孕妇应当中止妊娠。

（2）患者应注意劳逸结合，进行必要的功能锻炼，保持良好的心态，以利康复。

（3）重点发现和治疗一期、二期梅毒，治疗要及早、彻底。

（4）注意生活细节，避免传染他人。

（5）内裤、毛巾及时单独清洗，煮沸消毒，不和他人同盆而浴。发生硬下疳或外阴、肛周扁平湿疣时，可使用清热解毒、除湿杀虫的中草药煎水熏洗坐浴。

（6）患者在未治愈前应禁止性行为，如有发生则必须使用安全套。

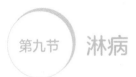

淋病是由淋病双球菌引起的泌尿生殖系统感染的性传播疾病。临床以尿道刺痛，尿道口排出脓性分泌物或白带色黄量多为特征。淋病主要通过性交传染，也可经血行播散，极少数也可通过污染的衣物等间接传染。在性传播疾病中，淋病发病率最高，位居第一。属中医"毒淋""淋浊"的范畴。

临床表现

1. 男性淋病

潜伏期为2~10天，多为3~5天。一般症状和体征较明显。发病初期尿道口红肿发痒及轻度刺痛，继而有稀薄黏液流出，排尿不适。24小时后症状加剧，尿道口逐渐出现黄色黏稠的脓性分泌物，尿道外口刺痛或灼热痛，排尿后疼痛减轻。

若治疗不当，可转为慢性淋病。表现为尿道刺痒、灼热，轻度尿痛及排尿无力，尿流变细，尿后余沥，多数患者晨起尿道口有分泌物及其结痂。临床可见淋病性前列腺炎、附睾炎、精囊炎、膀胱炎等并发症，若反复发作可出现尿道狭窄。

2．女性淋病

大多数患者可无症状，或症状不明显。临床类型有以下几种。

（1）淋菌性宫颈炎　大量脓性白带，宫颈充血、触痛，常有外阴刺痒和烧灼感。

（2）淋菌性尿道炎　尿道口充血、压痛，并有脓性分泌物，轻度尿频、尿急、尿痛，排尿时有烧灼感，挤压尿道旁腺有脓性分泌物。

（3）淋菌性前庭大腺炎　表现有前庭大腺红、肿、热、痛，严重时形成脓肿，触痛明显，全身症状高热、畏寒等。

3．儿童淋病

以3~7岁幼女为主，多因接触被淋球菌污染的用品而间接感染，可表现为外阴炎、阴道及尿道炎等。

4．播散型淋病

淋病患者的淋菌经血行播散而引起的全身淋菌性疾病，常出现淋菌性关节炎、败血症、脑膜炎、心内膜炎及心包炎等，甚则发展为播散型淋病。

其他部位的淋病主要有新生儿淋菌性结膜炎、淋菌性咽炎、淋菌性直肠炎等。

熏洗法

（1）急淋熏洗方

药物组成　苦参、蛇床子、白鲜皮、土茯苓、黄柏各15g，花椒6g。

用　法　上述药材置于全自动熏蒸药浴仪器内，注水3L，通电预热15分钟，熏蒸仪温度调至43~45℃，熏蒸时间20~30分钟，水温适合时蘸洗外阴部，冲洗阴道，一日1次。2周为1个疗程。

功效主治　清热燥湿，杀虫止痒。适用于急性淋病。

（2）二黄矾草乌梅方

药物组成　鱼腥草60g，黄柏12g，生大黄粉10g，白矾5g，乌梅3个。

用　　法　上述药材加水500ml，煎煮30分钟，取药液待温度适宜时，外洗生殖器，每日2次，每次30分钟。

功效主治　淋病。

（3）雄矾甘草汤

药物组成　雄黄、白矾、甘草各30g。

用　　法　上述药材加水3L，煮沸20分钟后，去渣取汁，待温浸洗外阴，每日2次，每剂可连用2日。

功效主治　燥湿，解毒。主治淋病。症见外阴疼痛，排尿痛甚，尿道口有黄色脓液排出，甚者龟头及包皮红肿疼痛，出现脓疱、溃疡。

（4）苦参二黄方

药物组成　苦参30g，生大黄15g，黄柏12g。

用　　法　上述药材加水500ml，煎煮30分钟，取药液待温度适宜时，冲洗阴部，每日数次。忌房事，戒烟酒，饮食宜清淡。

功效主治　淋病。

（5）淋洗净（一）

药物组成　土茯苓50g，金银花50g，苦参20g，白鲜皮、威灵仙、甘草各15g。

用　　法　上述药材加水500ml，煎煮30分钟，取药液待温度适宜时，冲洗阴道、尿道口，每日2次。

功效主治　淋病。

（6）淋洗净（二）

药物组成　土茯苓30g，紫草、蒲公英、金莲花各15g，蛇床子10g，花椒10g。

用　　法　上述药材加水500ml，煎煮30分钟，取药液待温度适宜时，浸洗患处，每日3次。

功效主治 淋病。

（7）连柏矾土苦参方

药物组成 黄连、黄柏、白矾、土茯苓、苦参各 30g。

用 法 上述药材加水500ml，煎煮30分 钟，取药液待温度适宜时，洗浴 患处，每日3次，每次15分钟，或 用软布蘸药塞入阴道内，10分钟后 取出。

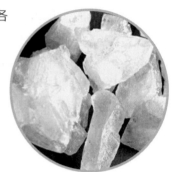

功效主治 淋病。

（8）三草一花汤

药物组成 鱼腥草、马鞭草、紫花地丁各30g，野菊花20g。

用 法 上述药材加水2L，煮沸20分钟后，取汁待温洗患处，每日2次，每 次30分钟。每剂用1日。

功效主治 清热解毒。主治淋病。症见尿频、尿急、尿痛，尿道口有黄色脓液 流出。

（9）苦蛇连苏方

药物组成 苦参50g，蛇床子、地肤子、山豆根各30g，黄连20g，紫苏叶15g。

用 法 上述药材加水800ml，煎煮30分钟，取药液待温度适宜时，外洗生 殖器，每日1剂，每日2次。

功效主治 淋病。

注意事项

（1）患者应禁止与儿童，尤其是幼女同床，禁止共用浴盆和浴巾等。

（2）患病后要及时治疗，以免传染给配偶及他人；使用避孕套。

（3）患者在未治愈前应避免使用公共厕所，去公共浴室或游泳馆。

（4）被淋病患者污染的物品包括被褥、衣服等日常生活用品应及时消毒处理。

（5）应当经常用肥皂清洗阴部和手，不要用带脓汁的手去揉擦眼睛。触摸患处后，手部需清洗、消毒。

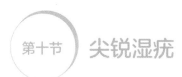

第十节　尖锐湿疣

尖锐湿疣又叫做生殖器疣（阴部疣）、性病疣，是由人类乳头瘤病毒（HPV）感染引起的一种性传播疾病，好发于冠状沟、龟头、包皮系带、包皮、尿道口，少数见于阴茎体部。尖锐湿疣属于中医"千日疮"范畴，《灵枢·经脉》篇有"疣目""千日疮""枯筋箭"之称，因生于两阴皮肤黏膜交接处的疣湿润、柔软，形如"菜花"，污秽而色灰，因此民间有"菜花疮"之称，也有名之曰"瘙瘊"，俗称"臊瘊"。

临床表现

有与尖锐湿疣患者不洁性交或者生活接触史。潜伏期1～12个月，平均3个月。皮损男性多在冠状沟、阴茎龟头、包皮系带；女性多在阴唇、阴蒂、宫颈、阴道和肛门；同性恋者常见于肛门和直肠，亦有发于乳头、腋下、口唇、脐窝等处的报道。基本损害为淡红色或暗红褐色、柔软的表皮赘生物。赘生物大小不一，单个或群集分布，表面分叶或者呈棘刺状，湿润，基底较窄或有蒂，但在阴茎体部可以出现基底较宽的"无蒂疣"。由于皮损排列分布不同，外观上常表现为点状、重叠状、线状、乳头瘤状、鸡冠状、菜花状、蕈状等不同形态。本病常无自觉症状，部分患者可出现局部疼痛或瘙痒。疣体易擦破出血。若继发感染，分泌物增多，可伴恶臭。巨大的尖锐湿疣多见于男性，并且好发于阴茎和肛门附近，女性则见于外阴部。偶尔可转化为鳞状细胞癌。

熏洗法

（1）二黄平疣方

药物组成 大黄、黄柏、五倍子、木贼、香附各30g，大青叶20g。

用　法 上述药材加水2L，水煎后先熏患处，待温度适中后用纱布蘸药液浸洗患处。每次30分钟，每天1剂，7日为1个疗程，连用2个疗程。

功效主治 清热利湿，解毒化瘀。适用于尖锐湿疣。

（2）马齿苋细辛洗剂

药物组成 马齿苋45g，板蓝根30g，木贼15g，细辛12g，白芷、桃仁、露蜂房、甘草各10g。

用　法 将上述药材加水煎至2L，先熏后洗患处，每次熏洗15～20分钟，每天1次，5次为1个疗程。

功效主治 尖锐湿疣。

（3）蓝菊洗剂

药物组成 板蓝根30g，野菊花30g，木贼、枯矾、地肤子各20g，莪术15g。

用　法 水煎，外洗患处。每日1剂。

功效主治 清热利湿，解毒散结。适用于尖锐湿疣。

（4）疣平洗剂

药物组成 海藻30g，大青叶20g，蛇床子20g，贯众15g，白矾、桃仁、大黄、甘草各10g。

用　法 上述药材加水500ml煎煮30分钟，取药液于外阴部先熏后洗，每日2次，每次10～15分钟，每剂可用3天，7天为1个疗程。

功效主治 外阴尖锐湿疣。

（5）桃红根叶二草方

药物组成 金钱草60g，板蓝根40g，大青叶40g，败酱草30g，红花20g，赤芍20g，桃仁10g，三棱15g，莪术15g。

| 用　法 | 上述药材加水1L，煎煮30分钟，取药液于外阴部先熏后洗，每次15~20分钟，连续用21次。 |

| 功效主治 | 尖锐湿疣。 |

（6）湿疣洗剂

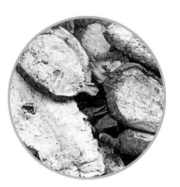

| 药物组成 | 马齿苋60g，白花蛇舌草、磁石、木贼、牡蛎各30g，红花20g，白蔹20g，儿茶10g。 |

| 用　法 | 上述药材加水3L，煮沸40分钟后去渣取汁，熏洗患处，每日2次，每次30分钟。每剂可连用2日。 |

| 功效主治 | 清热燥湿，解毒消疣。主治尖锐湿疣。 |

（7）板蓝根叶方

| 药物组成 | 板蓝根、蒲公英、木贼各30g，大青叶15g，连翘12g，百部12g。 |

| 用　法 | 上述药材加水3L，文火煎煮20分钟，去渣。用药液坐浴，并用纱布或软毛巾蘸药液填塞阴道内，每2~3分钟更换1次，连用30分钟，每日1~2次，每剂中药可连续用3~4天。 |

| 功效主治 | 外阴尖锐湿疣。 |

（8）加味二矾汤

| 药物组成 | 侧柏叶250g，白矾120g，皂矾120g，薏苡仁50g，儿茶15g。 |

| 用　法 | 上述药材加水3L，煮沸30分钟，去渣取汁，待温后浸泡洗浴患处，每日2次，每次20~30分钟，每剂可连用3日。 |

| 功效主治 | 解毒杀虫，燥湿消疣。主治尖锐湿疣。 |

（9）桃红根叶方

| 药物组成 | 蒲公英、苦参、板蓝根、大青叶、黄柏各30g，木贼、红花、紫草、 |

桃仁、白矾各20g。

用　　法 上述药材加水煎煮2L，趁热熏患处，待温度适合时用纱布蘸药水擦洗局部，每日1次，每次约20分钟，每剂药可连用3天。每次用药前先加热。

功效主治 男女阴部尖锐湿疣。

（10）狼毒公英外洗方

药物组成 蒲公英、藤梨根、狼毒、地肤子各30g，透骨草20g，黄柏15g，白矾10g，冰片10g。

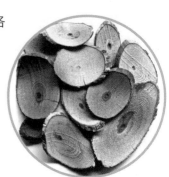

用　　法 上述药材加水1L，煎煮30分钟，取药液于外阴部先熏后洗，每次15～20分钟，每日1次。

功效主治 尖锐湿疣。

注意事项

（1）患者在治疗期间应禁止性生活，特别是在疣体未完全消退时，以防加重病情、扩散或传染给他人。

（2）注意加强营养，多食富含蛋白质和维生素的食物，少食猪肉；禁饮酒、吸烟，少饮浓茶和咖啡。

（3）治疗期间患者要注意休息，尤其是要注意放松精神，避免过度紧张、疲劳。

（4）患者内裤要宽松、透气性良好。

（5）患者要勤洗病变部位，保持局部干燥、干净，局部可用56℃温水坐浴或浸泡。

（6）患者的生活用品特别是内衣裤、盆、毛巾等应单独使用，并做好消毒处理，以防传染。

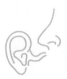

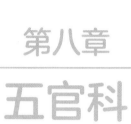

第八章

五官科病症

- 睑腺炎
- 结膜炎
- 沙眼
- 角膜炎
- 慢性鼻炎
- 鼻窦炎
- 鼻疖
- 牙痛
- 口腔溃疡
- 咽炎
- 扁桃体炎
- 化脓性中耳炎

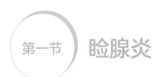

第一节 睑腺炎

睑腺炎是细菌侵入眼睑腺体而导致的急性化脓性炎症。因有麦粒样疖肿，所以又称"麦粒肿"。本病属于中医"针眼"范畴，又名"土疳""土疡""偷针"。

临床表现

初起，胞睑微痒，继之，眼睑焮红疼痛，脓成溃破之后，诸症减轻消退；病情严重者，可伴有全身发热恶寒等症。外睑腺炎初起在近睑缘处，皮肤微红微肿，继之形成局限性硬结，并有压痛，硬结与皮肤相连，形似麦粒。部分患者同侧耳前可以扪及肿大的淋巴结，并有压痛。

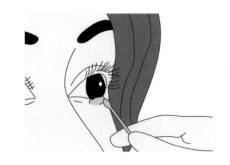

熏洗法

（1）银菊草熏眼方

药物组成 金银花15g，野菊花15g，生甘草6g。

用 法 上药置于约250ml茶罐中，滚开水冲泡，立即熏蒸患眼局部，10～15分钟后，当茶饮服。每天3次，一次1剂，儿童剂量酌减。

功效主治 退赤消肿，疏风散结。适用于睑腺炎。

（2）龙防六一方

药物组成 龙胆草15g，滑石15g，细辛、防风、川芎各10g，甘草5g。

用 法 上述药材加水500ml，煮沸15分钟，去渣取汁，待温外洗患眼，每日2～3次，每剂用1日。

功效主治 祛风清热，燥湿化瘀。主治睑腺炎。

（3）艾连洗液

药物组成 车前子、艾叶、黄柏、黄连各10g，枯矾3g。

用 法 上述药材用布包裹，加水500ml，煎煮20分钟，取药液趁热熏洗患处，每日3次，药液可再次加热使用，每日1剂。

功效主治 睑腺炎。

（4）消毒方

药物组成 夏枯草12g，滑石12g，黄芩9g，连翘9g，瞿麦、大黄、蝉蜕各6g，生甘草3g。

用 法 上药水煎取药汁。每日1剂，分2次服用。炎症消退后加黄芪12g，党参12g，山药9g，白术9g。

功效主治 清热祛湿，活血散结。适用于睑腺炎。

（5）黄芩薄荷汤

药物组成 黄芩20g，薄荷10g。

用 法 上药用水煎取药汁，薄荷入煎时宜后下。症状轻者每日1剂，重者每日2剂，早晚各服1次，儿童按年龄酌减，3日1个疗程。

功效主治 清热解毒，消炎退肿。适用于睑腺炎。

注意事项

（1）如果脓头出现就应及时切开排脓，不要等到自行破溃，这样可以减少患儿的疼痛，并可缩短疗程。

（2）平时要注意手、眼卫生，不要用手揉眼睛，要经常洗手。

（3）局部可点眼药，通常使用0.25%氯霉素滴眼液即可，如分泌物多，用利福平滴眼液效果好。小儿入睡后可涂金霉素眼膏。

（4）适当进行锻炼，增强身体抵抗力。

（5）不要用眼过度，要保持充足的睡眠。

（6）注意饮食均衡，少吃辛辣、油腻的食物。

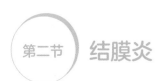 第二节 结膜炎

结膜炎为结膜组织在外界和机体自身因素的影响下而发生的炎性反应的统称，是由细菌或病毒感染所导致的传染性眼病。中医叫做"天行赤眼"。由于本病发作时有流泪、畏光、刺痛等症状及稀薄的分泌物，同时眼睑肿胀，眼结膜因扩张的血管和出血而显红色，因此又被称为"红眼病"。

临床表现

白睛突然红赤，流泪刺痒，羞明涩痛，眵多，或者有异物感。一眼先发病或两眼齐发病，常伴有流涕、发热、咽痛等全身症状。

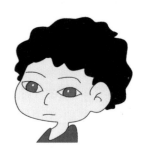

熏洗法

（1）桑菊熏洗剂

> 药物组成　桑叶30g，野菊花、金银花各10g。
> 用　　法　上述药材加水500ml，浸泡10分钟，文火煎开15分钟。把药液倒入大碗内，先用热气熏眼10分钟，再反复洗患眼5分钟（药凉为止）。每日熏洗3次。
> 功效主治　疏风清热。主治急性结膜炎。

（2）红眼洗方

> 药物组成　川大黄15g，芒硝、菊花各10g，花椒9g，当归、明矾各6g。

| 用　　法 | 上述药材（除芒硝外）加清水煎2次，每次煮沸15分钟。2次共取药汁600ml，混匀，倒入大碗内，加入芒硝溶化搅匀，用毛巾将碗围之，嘱患者睁目俯于碗上，趁热熏目、洗目，每次不少于30分钟，多则更好，不热可加温洗之。每日1剂，日熏洗3次。 |
| 功效主治 | 清热散风，消肿止痛。主治急、慢性结膜炎，各种红眼病及眼睑炎。 |

（3）脱敏止痒洗眼方

药物组成	苦参、土茯苓各15g，蒲公英、黄连、荆芥穗各10g，硼砂1g。
用　　法	上述药材用温开水500ml浸泡30分钟，再大火煮沸，文火煎20分钟，用4层纱布滤渣，取汁200ml，待温度降至30℃左右，取出50ml，用5ml洁净的塑料眼药水瓶，吸取药液，冲洗结膜囊和眼睑，于20分钟内将50ml药液洗完，剩余药液放入冰箱保存。再用前把药液加热到100℃，温度降至30℃左右洗眼，方法同前。每日洗4次，每日1剂。器皿、纱布等使用前用开水煮30分钟，眼药水瓶用温开水反复冲洗。
功效主治	清热解毒燥湿，祛风消肿止痒。主治过敏性结膜炎。

（4）三花汤

| 药物组成 | 蒲公英24g，金银花15g，菊花、连翘、白蒺藜、赤芍各12g，红花、薄荷、蝉蜕各9g，大黄3g。 |
| 用　　法 | 上述药材加清水1L，煎沸5分钟，取药汁300ml，分2次内服，将所剩药液倒入大碗内，用毛巾将碗围之，嘱患者睁目俯于碗上，趁热熏目、洗目，每次15～30分钟。每日1剂，日熏洗3次。 |

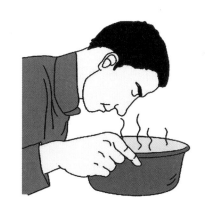

| 功效主治 | 清热解毒，活血化瘀，消肿止痛。主治急性结膜炎。 |
| 附　　注 | 如果邪在卫表加荆芥、防风；邪入气分，出现里热证者，加石膏、黄芩；入里，侵犯肝经，加龙胆草、紫草；邪传脾经，加栀子、茵陈；热毒旺盛者，加蚤休、大青叶、石膏。 |

注意事项

（1）使用流水洗脸，手帕、毛巾等物品要与他人分开，并经常清洗消毒。

（2）患者避免随意揉眼，勤洗手。

（3）对传染性结膜炎患者应采取一定的隔离措施，更不允许到公共游泳区游泳。

（4）凡工作环境尘烟、多风等刺激者，应改善环境并佩戴保护眼镜，以防引起结膜炎。

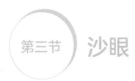 第三节　沙眼

沙眼，中医学称为"椒疮""粟疮"，是一种流行比较广泛的慢性传染性眼病。多因脾胃积热，风邪外束，以致气血瘀滞，壅积眼睑所致。西医学认为是病毒侵入睑膜而引起。

临床表现

眼睑有少数颗粒，多在外眦部分，常伴眼内作痒，眼部疲劳及少量黏液或黏液性分泌物。

熏洗法

（1）二矾煎

药物组成　木贼草6g，胆矾、白矾、黄连各3g。

用　　法　上述药材加水500ml，煎沸5～10分钟，过滤去渣（留用）取汁，倒

入碗内，上盖围巾，趁热熏目、洗目，每次熏洗15分钟。每日1剂，每日熏洗2~3次。

功效主治　清热燥湿，祛风止痒。主治沙眼。

附　注　又用秦皮、黄连、白头翁各9g；或黄连、西瓜霜各3g，硼砂0.1g。如上法用之，效果亦佳。

（2）二明煎

药物组成　凤凰衣6只，决明子、夜明砂、蝉蜕各9g。

用　法　上述药材加米醋300ml，煎药至沸，待温，用药醋洗患眼。每日洗2次。

功效主治　清肝明目，祛风止痒。主治一切新、老沙眼、眼痒等。

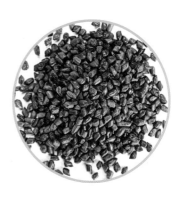

（3）白矾龙胆汤

药物组成　菊花60g，龙胆草9g，炉甘石、白矾、芒硝各6g，杏仁7枚，乌梅5枚，枯矾3g。

用　法　上述药材加清水500ml，煎数沸，过滤去渣（留用），把药液倒入碗内，待稍温洗涤患眼。每日洗5~6次。

功效主治　清热解毒，收敛止痒。主治一切新、老沙眼、眼痒等。

注意事项

（1）若发现沙眼，应及时隔离，所有用具应单独使用，最好能洗净晒干后再用。

（2）经常对家中的公共物品进行消毒，而个人用品如手帕、毛巾等则要经常煮沸消毒。

（3）要注意手的卫生，养成勤洗手的好习惯，勤剪指甲，不要用脏手揉眼睛。

（4）对沙眼患者应积极治疗，患者少到公共场所活动，不使用共用毛巾、脸盆等。

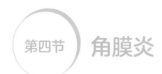

第四节　角膜炎

角膜炎，通常分为树枝状和浅层点状（或称病毒性）角膜炎2种，后者具传染性。多因肺阴不足，或肝火内炽，复感风邪，风热相搏，上攻于目所引起。或因寒邪上注，虚火上乘所致。

临床表现

除麻痹性角膜炎外，多数角膜炎患者均有较强的发炎症状，如羞明、疼痛、流泪和眼睑痉挛。角膜炎患者不但有睫状充血，也有虹膜充血。严重患者的球结膜甚至眼睑均会发生水肿。

不同病因导致的角膜炎症状不同，细菌性角膜炎起病最急，症状最重，分泌物增多且黏稠；病毒性角膜炎次之，分泌物不多，为水样或者黏液状；真菌性角膜炎最轻，有时角膜病变已经很重，但是患者感觉却不明显。单纯疱疹性角膜炎患者角膜知觉可减退。

角膜炎症必然导致视力或多或少地受到影响，尤以炎症侵犯瞳孔区域者更为严重。溃疡愈合后形成的角膜瘢痕不但阻碍光线进入眼内，还可使角膜表面弯曲度和屈光折射力发生改变，使物体不能在视网膜上聚焦形成清晰物像，导致视力下降。视力的受累程度完全决定于瘢痕所在的位置，如果位于角膜正中，纵然瘢痕很小，对视力的影响却很大。

熏洗法

（1）决明子煎

药物组成　金银花、决明子、蒲公英、夏枯草、生地黄、玄参、黄芩、玄明粉各10g，菊花8g，黄连6g，甘草5g。

用　法　上述药材（除玄明粉外）加水800～1000ml，煮沸25分钟，去渣取汁，入玄明粉搅匀，待凉后洗患眼。每次10分钟。每日洗3～4次。

功效主治　清肝明目。主治角膜炎。

（2）柴胡薄荷熏洗剂

药物组成　柴胡、薄荷各10g。

用　法　上述药材加清水400ml，煎数沸，过滤去渣，把药液倒入小盆内，趁热熏洗患眼15分钟。每日1剂，日熏洗3次。

功效主治　清肝解郁，疏解风热。主治角膜炎、虹膜睫状体炎。

（3）大青叶洗剂

药物组成　金银花、大青叶、草河车各9g，川黄连、大黄、薄荷（后下）各6g。

用　法　上述药材加清水800ml，煎至500ml，取汁澄清，倒入碗内，待凉后洗患眼15分钟。每日洗3次。

功效主治　泻火解毒。主治角膜炎。

注意事项

（1）要注意眼部卫生，尤其是感染性角膜溃疡，擦过病眼的毛巾、手帕不要接触健康眼，点病眼用的眼药水不要再点健康眼，病情活动期间避免眼部化妆，禁止游泳。

（2）保持大便通畅，避免便秘。

（3）心理上要放松，树立战胜疾病的信心，按时用药。

（4）生活起居规律，注意加强营养，宜食易消化、含有丰富营养的食物。多吃一些胡萝卜、猪肝等维生素A含量丰富的食物。忌烟酒和其他刺激性食物，如辣椒、大葱等。老年人应进清淡饮食，少吃煎炸性食物。

（5）夜间疼痛难以入睡者，可在临睡前口服止痛药或安眠药。平时尽量不看电视，可多听听收音机、录音机，听些轻松愉快的音乐，以分散注意力，缓解疼痛及不适。

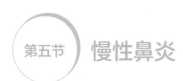

慢性鼻炎

慢性鼻炎是由各种原因导致的鼻黏膜及黏膜下组织的慢性炎症，包括慢性单纯性鼻炎和慢性肥厚性鼻炎。属中医"鼻窒"范畴。

临床表现

1．症状

慢性单纯性鼻炎可见间歇性及交替性鼻塞，多在早晚明显或加重，活动后减轻。时有鼻涕，常为黏液性或黏脓性。鼻塞时嗅觉减退明显，闭塞性鼻音，或者有头部昏沉胀痛。慢性肥厚性鼻炎可见鼻塞呈持续性及渐进性加重，可引起头痛、头昏等症，嗅觉减退较明显。有较重的闭塞性鼻音，或伴有耳鸣、听力下降。

2．体征

慢性单纯性鼻炎检查见鼻黏膜肿胀，以下鼻甲最为明显，柔软有弹性，对1%麻黄碱收缩反应好。慢性肥厚性鼻炎检查见鼻黏膜肥厚，鼻甲表面不平，呈结节状、桑椹状肥厚或者息肉样变，对1%麻黄碱收缩反应不敏感。

熏洗法

（1）吸鼻散

药物组成	薄荷10g，硼砂3g，檀香2g，冰片1g。
用 法	先把薄荷、檀香研末，后入硼砂、冰片研匀，装入密闭瓶中贮存备用，每取1小匙放入烧瓶中，用酒精灯烤烧，趁热用烟熏鼻，每日1次。

| 功效主治 | 清热通窍。适用于慢性鼻炎。

（2）除湿汤

| 药物组成 | 滑石15g，车前子、枳壳、陈皮、黄芩、连翘、茯苓、木通各10g，荆芥6g，防风6g，黄连5g，甘草3g。

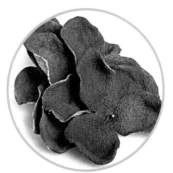

| 用　　法 | 上述药材加水500ml，煮沸20分钟，去渣取汁，趁热熏洗患处，每日4次。

| 功效主治 | 祛风清热利湿。主治鼻前庭炎。

（3）荆防败毒散

| 药物组成 | 独活、荆芥、防风、羌活各10g，辛夷6g，川芎6g，生姜3g。

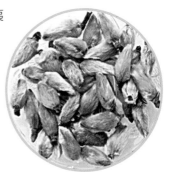

| 用　　法 | 上述药材加水200ml，浸泡30分钟，煮沸10分钟备用。取药液趁热将蒸汽熏入鼻腔，每次10～15分钟，每日2次，3日为1疗程。

| 功效主治 | 风寒型鼻塞（窒）。

（4）苍耳子辛夷方

| 药物组成 | 苍耳子50g，辛夷15g，白芷10g。

| 用　　法 | 上述药同入锅中，加入适量的水，煎煮30分钟，去渣取汁，先熏蒸鼻部，再倒入足浴器中，待药温降至40℃左右时，足浴30分钟。每晚1次，3日为1个疗程。

| 功效主治 | 疏风，宣肺，通窍。适用于慢性鼻炎。

（5）麻黄辛夷花方

| 药物组成 | 生麻黄6～10g，重楼15g，辛夷、苍耳子、石菖蒲、鬼箭羽、天葵子各10g，细辛6g。

用　法 将上述药材加清水适量，煎煮30分钟，去渣取汁，与2L开水一起倒入盆中，先用鼻吸热气，待温度适宜时泡洗双足。每天早晚各1次，每次熏泡40分钟，10日为1个疗程。

功效主治 宣肺通窍，行瘀泄热。适用于慢性鼻炎。

（6）熝鼻汤

药物组成 藁本、白芷、川芎、辛夷各10g，檀香、细辛、鲜松针各3g。

用　法 上述药材加水200ml，浸泡30分钟，煮沸5分钟备用。取药液用其热气熏鼻1~2分钟，并用热毛巾敷鼻梁、前额、顶门等处，每日2~3次，至症状减轻或消失。

功效主治 脾虚肺寒型鼻窒。

（7）皂角蔓荆熏鼻方

药物组成 蔓荆子、苍术、石榴皮各10g，皂角刺3g。

用　法 上述药材加水200ml，浸泡30分钟，煮沸15分钟备用。取药液趁热将蒸汽熏入鼻腔，每日3次，每次10~25分钟，7~14日为1疗程。

功效主治 气滞血瘀型鼻窒。

注意事项

（1）营养要均衡，饮食多样化。多食含维生素较多的蔬菜、水果，如苹果、菠菜、胡萝卜等。

（2）避免睡眠不足、过度疲劳、受凉、饮酒、吸烟等导致人体抵抗力下降的各种因素。

（3）积极参加体育锻炼，增强体质，增强抵抗力，提高人体对不良条件的适应能力。

（4）饮食宜清淡，尽量少食辛、辣、炒、炸等热性之品及海鲜。

（5）日常生活中注意保暖。

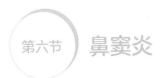

鼻窦炎

鼻窦炎为鼻窦黏膜的炎症，是鼻科常见多发病，可分为急性与慢性两类。属中医"鼻渊"的范畴。

临床表现

急性鼻窦炎或慢性鼻窦炎急性发作时可出现畏寒发热、精神不振、周身不适、食欲减退等全身症状。慢性者可有头痛头昏、倦怠、精神不振、记忆力减退、注意力不集中等症状。

局部症状包括脓涕、鼻阻塞、局部疼痛以及头痛等。

熏洗法

（1）板蓝根熏剂方

药物组成　鹅不食草、板蓝根、辛夷花、川黄柏各15g，桔梗3g，冰片（后入）1.5g。

用　法　上述药材加水500ml，煎至300ml，注入窄口瓶内，加入冰片，鼻对瓶口熏吸之；或把上述药材共研粗末置茶杯内，开水冲泡，盖住5分钟，打开杯盖，用一硬纸壳盖上，纸中央剪一孔或二孔，鼻孔对纸孔熏吸之。不时做深呼吸，每次熏10～15分钟。日熏3次，5日为1个疗程。

功效主治　清热解毒，祛风通窍。主治鼻渊。

附　注　慢性鼻渊，方中板蓝根、川黄柏剂量减半，加川芎、白芷各9g，细辛3g。

（2）双乌祛浊汤

药物组成　金银花、玄参、川乌、草乌、白芷、柴胡、薄荷、钩藤各15g。

用　法　上述药材放入砂锅内，加水2L，煎至1L，倒入脸盆中。趁热先熏鼻后洗头部，早晚各1次，每剂可用2次，2剂为1疗程。

功效主治　用于鼻渊（鼻窦炎）。

（3）辛夷熏剂

药物组成　金银花、薄荷、白芷、川芎、辛夷、黄芩各15g。

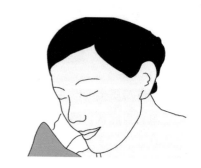

用　法　将上述药材放入较大水杯内（容量为500~800ml），用开水冲泡，然后将水杯盖严，5分钟后打开杯盖，杯口周围用手捂严，中间留出空隙，把鼻孔对准空隙处，取其热气熏鼻，间断深呼吸，将气雾吸入鼻腔内，待无热气蒸发后治疗停止，每次熏10分钟左右。每日熏2次，7日为1个疗程。

功效主治　疏风清热，宣通肺窍。主治急、慢性鼻窦炎。

注意事项

（1）鼻腔有分泌物时不要用力擤鼻，应堵塞一侧鼻孔擤净鼻腔分泌物，再堵塞另一侧鼻孔擤净鼻腔分泌物。

（2）加强体育锻炼，增强体质，预防感冒。

（3）及时、彻底治疗鼻腔的急性炎症及矫正鼻腔解剖畸形，积极治疗慢性鼻炎和鼻中隔偏曲。

（4）患急性鼻炎时，不宜乘坐飞机。

（5）游泳时避免跳水和呛水。

（6）妥善治疗变态反应性疾病，改善鼻腔鼻窦通风引流。

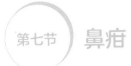

第七节　鼻疳

> 鼻疳，为"疳积"中的一种，因病延鼻窍，致鼻孔生疳、腐蚀，故名"鼻疳"。多由脾胃积滞，蕴热生疳化火灼伤肺津，肺开窍于鼻，肺热火甚则鼻孔生疳，腐蚀成坑所引起。

临床表现

鼻孔生赤疮，时以手指拭揉或者搔挖，日久鼻孔内外赤烂成疮，迁延失治，则连及上唇人中根部，腐烂穿溃。

熏洗法

（1）洗鼻方

药物组成	龙胆草15g，雄黄、枯矾各6g，冰片（后入）1.5g。

用　　法　先将前2味药加水500ml，煎沸15分钟，把药液倒入盆内，加入枯矾、冰片（均研为末）溶化后，待温，反复清洗患部。每日洗3次。通常用药3~5日即可见效或痊愈。

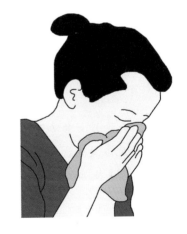

功效主治　清热解毒，收湿敛疮。主治鼻疳。

（2）熏鼻方

药物组成	五倍子15g。

用　　法	上述药材以上好酸醋适量，煲热，以热气熏鼻。每日熏3~4次，连熏3~4日，以愈为度。
功效主治	消肿杀虫，收敛止痒。主治鼻疳，鼻中发痒，连唇生疮，脓水浸淫，痒而不痛。
附　　注	凡鼻疳溃烂，用之皆获良效。

注意事项

（1）忌食辛辣、炙、煿和腥荤发物等。对小儿尤应注意调节饮食。

（2）消除鼻腔内刺激性分泌物，防止有害粉尘的刺激，改正不良挖鼻习惯。

（3）不可因痒或者结痂而用手指挖鼻，有结痂者要待其自脱，以免加重病情延长病程。

（4）急性者可以用抗生素治疗，促使炎症消退。

（5）慢性者可以用3%过氧化氢（双氧水）清洗，局部涂1%~2%黄降汞软膏或抗生素软膏治疗。

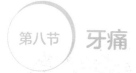

第八节　牙痛

牙痛，无论男女老幼皆可发生，是临床常见多发病。多因"风、火、虫"三因兼挟所引起。

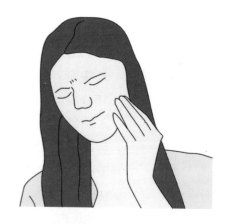

临床表现

牙痛，或伴牙龈红肿，或齿有蛀孔等。

熏洗法

（1）含漱汤（一）

药物组成 野菊花、露蜂房、薄荷叶各9g，香白芷6g，川花椒2g。

用　　法 上述药材加清水300ml，煎至200ml，过滤取汁，待微温，取汁含漱，反复几遍，随吐随含，每小时含漱1次。

功效主治 消炎止痛。主治风火牙痛。

（2）含漱汤（二）

药物组成 荜茇、独活、当归、川芎、黄芩各10g，细辛5g，丁香、甘草各3g。

用　　法 上述药材水煎2次，两次取汁500ml，待冷后含漱5分钟后再吞服，每次2~3口，每日含漱6~7次。

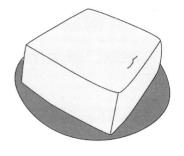

功效主治 祛风活血，消炎止痛。主治龋齿痛。

附　　注 偏风热者加薄荷、金银花各10g；偏风寒者加荆芥、防风各10g；阴虚火旺者加生地黄、川黄柏各10g；阳明实热者加大黄、玄明粉各10g；疼痛剧者加白芷10g、川椒3g。

（3）定痛饮

药物组成 水豆腐50g，倒垂柳树白皮50g，苦参15g，细辛10g。

用　　法 先将柳树白皮切碎，放入砂锅内，加清水1~1.5L，煎至500ml，去渣取汁入锅内，再入苦参、细辛、水豆腐煎沸，取汁备用。
用前，先用牙刷蘸牙膏刷牙，使牙齿（缝）保持清洁，再取药汁含漱2~3分钟后吐出，连含漱3次，每日含漱9次。

| 功效主治 | 清热消肿，杀虫止痛。主治虫牙痛（龋齿痛）。 |
| 附 注 | 若兼牙龈红肿痛甚者，加服清胃散，内外兼治，奏效尤捷。 |

注意事项

（1）注意口腔卫生，养成早晚刷牙、饭后漱口的良好习惯。

（2）睡前不宜吃糖、饼干等淀粉类食物。

（3）勿吃过硬的食物，少吃过甜、过酸、过冷、过热的食物。

（4）出现牙痛时，应当及时到医院进行检查，查明病因，对症治疗。

第九节 口腔溃疡

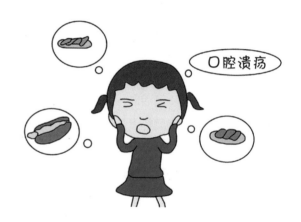

口腔溃疡，又称复发性口疮。病程缠绵，且极易复发。多因虚火上炎所引起。

临床表现

口腔溃疡。常此愈彼起，多反复发作。

熏洗法

（1）外用洗搽方

| 药物组成 | 地锦草、木贼草各15g，炒蒲黄、炒槐花、炒马勃各9g，冰片2g。 |

| 用　　法 | 先将前2味药加水300ml，煎至200ml，温后含漱几口。将后4味共研极细末，漱口后取药粉涂搽患处。每日早、中、晚各洗搽1次。 |
| 功效主治 | 解毒消肿，活血止血。主治舌肿硬出血，口腔溃疡。 |

（2）石榴皮汤

药物组成	石榴皮15g，川黄柏、野蔷薇花瓣、白菊花各10g，马勃3g，黄芩6g。
用　　法	上述药材加清水500ml，煎至300ml，把药液倒入大碗内，温后频频含漱，每次含1~2分钟，日含10次以上。
功效主治	清热燥湿，收敛疮面。主治口腔溃疡。

注意事项

（1）放松心情，多从事户外活动。

（2）早睡早起，生活规律，确保充分睡眠。

（3）均衡饮食，不吃辛辣刺激性食物。多吃新鲜蔬菜和水果；多饮开水；多吃具有退肝火功效的食物，如冬瓜、绿豆、小黄瓜；多饮用决明子茶、菊花茶；忌酒。

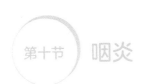

第十节　咽炎

咽炎是咽黏膜及黏膜下组织的炎症，是上呼吸道感染的一部分。依据病程的长短和病理改变性质的不同，分为急性咽炎和慢性咽炎两大类。属中医学"喉痹"的范畴。

临床表现

急性咽炎主要症状为咽痛，初感咽痒、咽干、灼热、粗糙感，继有明显咽痛，空咽时尤甚，并可向耳部放射。全身症状通常较轻。检查咽部黏膜急性弥漫性充血、肿胀，悬雍垂及软腭水肿。

慢性咽炎通常无明显全身症状。咽部异物感、干燥、发痒、灼热、微痛等。常有黏稠分泌物附着于咽后壁，晨起时可出现频繁的刺激性干咳，伴恶心。检查可见咽黏膜充血、肥厚，咽后壁淋巴滤泡增生，或者咽黏膜干燥萎缩。

熏洗法

（1）慢咽雾化方

药物组成 浙贝母、生地黄、玄参、沙参、麦冬、升麻、金银花、大青叶、连翘各30g，牡丹皮15g，甘草10g。

用法 将上述药材加水1L，煎煮1小时左右浓缩至200ml，滤出药液倒入洗净的玻璃瓶中备用。每次取药液15ml加入多功能蒸汽雾化治疗器药杯内雾化吸入，张口距导汽管口5～10cm处吸入药雾，每次15分钟，每日2次。

功效主治 慢性咽炎。

（2）银花蓝干大黄汤

药物组成 板蓝根30g，金银花30g，射干9g，大黄9g。

用法 上方加清水1L，煎煮20分钟，去渣取汁，倒入洁净的盆内，另盛装一药杯备用。当药温适宜时浸泡双手，并同时含漱口腔。每日1剂，每次30分钟，每日2次。

功效主治 急性实火型咽炎。

（3）蓝芦增液汤

药物组成 板蓝根30g，玄参30g，麦冬9g，芦根9g。

用法 上方加清水1L，煎煮20分钟，去渣取汁，倒入洁净的盆内，另盛装一药杯备用。待药温适宜时浸泡双手，并同时含漱口腔。每日1剂，每次30分钟，每日2次。

功效主治 慢性虚火型咽炎。

（4）消肿利咽汤

> **药物组成** 玄参30g，石斛30g，牛蒡子9g。
>
> **用　　法** 将上药同入锅中，加入适量的水，煎沸5~10分钟，去渣取汁，口服，1日2次，或将药液倒入足浴器中，待药温降至40℃左右时，足浴30分钟，每日2次。
>
> **功效主治** 滋阴降火，适用于慢性咽炎。

注意事项

（1）预防感冒。坚持锻炼，增强体质，保持强健的身体。

（2）保持室内空气流通及空气湿润清洁。

（3）日常生活要有规律。避免精神紧张、疲劳的状态。养成良好的生活习惯，保持良好的心情，保证充足的睡眠。

（4）适当的控制用声。用声过度、用声不当都对咽喉炎治疗不利。

（5）在急性期应及时选用抗病毒、抗菌药物治疗，勿使急性咽喉炎转为慢性，在慢性期抗菌药物一般是不需要的。及时治疗鼻、口腔以及下呼吸道疾病，包括牙病。

（6）饮食要合理，按时就餐，不暴饮暴食。多吃一些含维生素C的水果、蔬菜。少食辛辣等刺激性食品，避免烟雾、粉尘、化学气体刺激咽部。

（7）尽量不吸烟不喝酒，避免任何对咽部不利的刺激物。

（8）尽量避免在污染的环境下长时间停留。

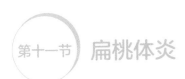

第十一节　扁桃体炎

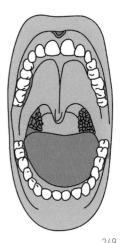

> 扁桃腺炎，中医学叫做"乳蛾"。是临床常见多发病。多因内有积热，复感风热，风热相搏，上蒸咽喉所致；或者痰热相搏，壅滞咽喉而起；或虚火上炎所致。

临床表现

扁桃体一侧或两侧红肿疼痛，吞咽困难，或仅觉咽喉干燥，不适，有灼热感。急性多伴有表证，慢性多无表证及全身症状，且常反复发作。

熏洗法

（1）扁桃体炎熏方

药物组成 巴豆、细辛各6g。

用　法 上述药材共研细末，以竹纸把药末卷成筒状，筒口封闭扎紧，用火点燃另一头，置于口鼻前，含烟气随呼吸进入咽喉部，待上半身微汗即止。

功效主治 止痛解热，祛痰利咽。主治扁桃体炎。

（2）漱口方

药物组成 板蓝根、金银花、土牛膝各30g，生甘草15g。

用　法 上述药材加水500ml，煎沸5分钟，把药液倒入碗内，待微温，不拘时候，频频含漱。

功效主治 清热解毒，消肿止痛。主治单、双蛾。

（3）熏药雄黄散

药物组成 雄黄0.6g，巴豆（去油）5粒。

用　法 上述药材共研粗末。每遇急症不可外用药者，用酒瓶装灰于瓶内装火一灶，投此散焚之，使烟起，用纸覆瓶口，将瓶口入一边鼻中熏之，立减。

功效主治 解毒，通窍。主治喉闭、气塞不通之症。

（4）蒲公英煎

药物组成 蒲公英20g，金银花、菊花各10g。

用　法 上述药材加水1L，煮沸10分钟，去渣取汁；或取鲜药捣烂，绞汁含漱。每日10～15次。

功效主治　清热解毒。主治急性咽炎和扁桃体炎初期。

注意事项

（1）注意身体健康，经常运动。加强锻炼，尤其是冬季，要多参与户外活动，使身体对寒冷的适应能力增强，减少扁桃体发炎的机会。

（2）养成良好的生活习惯，确保充足的睡眠时间，随天气变化及时增减衣物，去除室内潮湿的空气。

（3）经常刷牙漱口，保持口腔卫生。

（4）反复发作或伴有扁桃体周围脓肿的患者最好在炎症消退后进行手术治疗。

第十二节　化脓性中耳炎

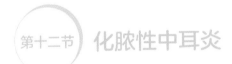

化脓性中耳炎，古称"脓耳"。本病以儿童居多，病程缠绵，并且常反复发作。多因奶水、泪水、呕吐物、洗澡水或游泳溺水，殃及中耳所致。

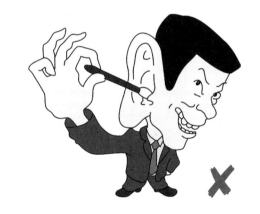

临床表现

听力减退，反复流脓。急性则耳内呈搏动性跳痛，并且多伴有全身症状，慢性则时轻时重，反复发作。

熏洗法

（1）芙蓉煎

药物组成 芙蓉叶15g，苦参9g。

用　　法 上述药材加水600ml，煎沸15分钟，去渣取汁，取药液冲洗耳腔。每日洗4～5次。

功效主治 解毒，清热，燥湿。主治慢性化脓性中耳炎。

（2）洗耳液方

药物组成 雄黄、明矾各3g，轻粉、冰片各2g。

用　　法 上述药材共研细末，贮瓶备用，勿泄气。在用时每取本散5～10g，置于碗内，用开水冲泡。澄清之后取此药液冲洗患耳，每日早、晚各冲洗1次。洗后再用药粉[冰片2g，海螵蛸、枯矾各10g，蜘蛛（焙干）2只，共研极细末，贮瓶备用]少许吹入患耳内。

功效主治 清热解毒，收敛止痛。主治中耳炎。

注意事项

（1）积极锻炼身体，增强身体的抗病能力。

（2）起居劳作有度，注意休息。

（3）预防感冒，感冒常常引起中耳炎复发，若患外感应尽早治疗。

（4）洗澡、洗头时注意不要让水进入耳内。

（5）饮食多样化，注意营养。多食含维生素较多的蔬菜、水果，如苹果、菠菜、胡萝卜等；少食辛、辣、炸、炒等热性之品，如生姜、辣椒、炸油条等；尽量不吃海鲜。

参考文献

[1] 洪杰. 常见病简明药浴疗法 [M]. 长春: 吉林科学技术出版社, 2013.

[2] 欧阳卫权. 皮肤病中医外治特色疗法精选 [M]. 广州: 广东科技出版社, 2015.

[3] 田端亮, 于学芬, 双福. 家庭药浴轻松学 [M]. 北京: 中国纺织出版社, 2015.

[4] 尚德俊, 秦红松, 秦红岩. 尚德俊熏洗疗法心得录 [M]. 北京: 人民卫生出版社, 2016.

[5] 张景明. 熏洗良方 [M]. 北京: 金盾出版社, 2017.

[6] 葛湄菲, 朱庆文. 中医特色熏洗疗法和处方 [M]. 北京: 化学工业出版社, 2017.

[7] 于春泉. 中医养生药浴篇 [M]. 北京: 中国医药科技出版社, 2018.

[8] 侯江红, 朱珊. 小儿药浴疗法 [M]. 北京: 中国中医药出版社, 2018.

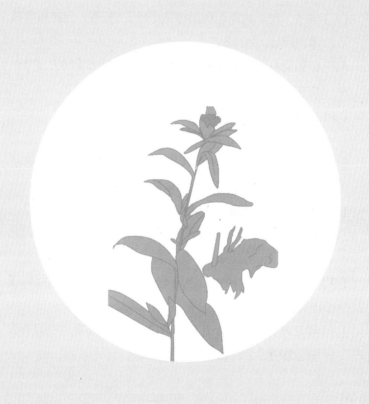

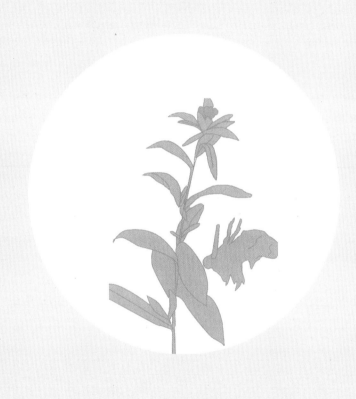

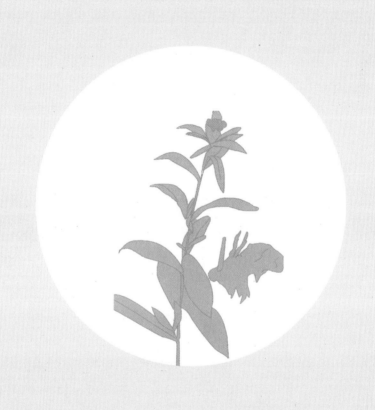